Johanna Paungger
Thomas Poppe

KÖRPERPFLEGE *und* KOSMETIK *im Rhythmus des* MONDES

Servus

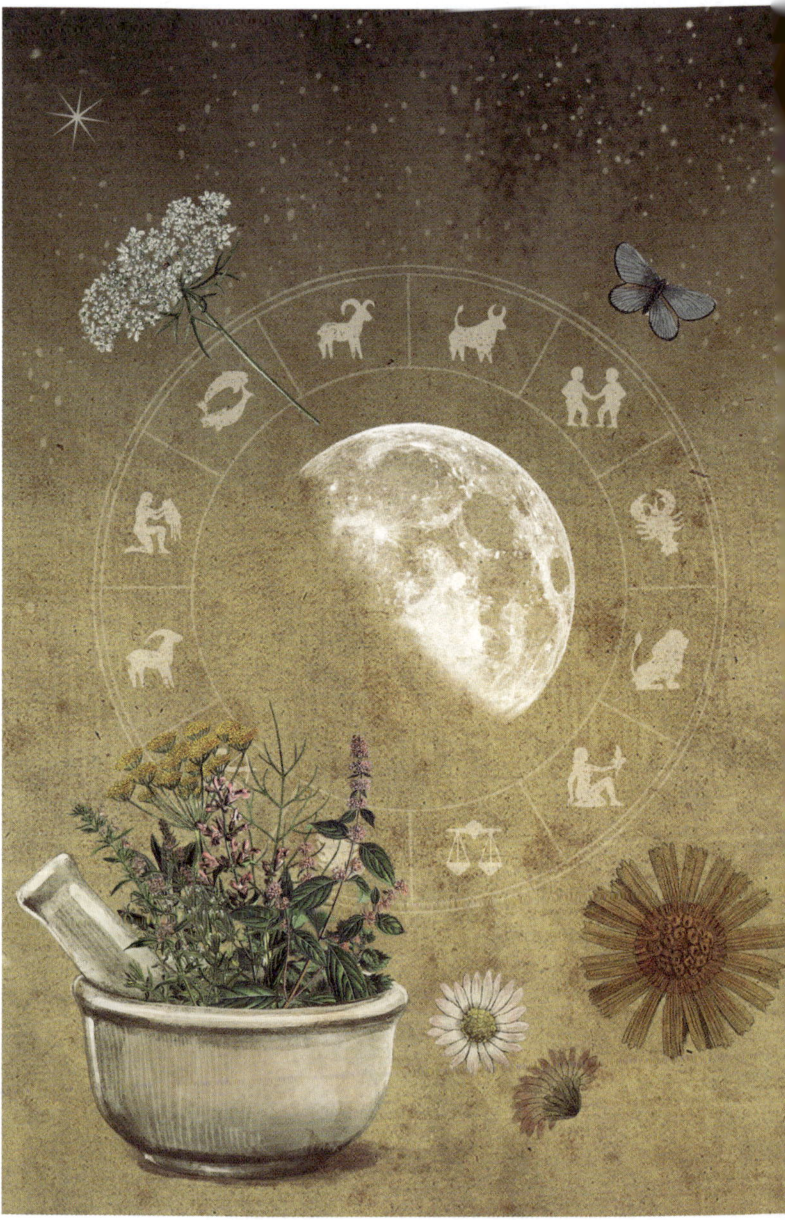

EINE EINLADUNG

»Der Körper ist das Haus von Geist und Seele.
Sorge dafür, dass sie gerne darin wohnen.«
Ron Fischer

Zu den wertvollsten Schätzen, die uns unsere Vorfahren hinterlassen haben, zählte zu allen Zeiten das Wissen um den richtigen Zeitpunkt einer Vielzahl von Tätigkeiten – in Harmonie mit Mondphase und Mondstand im Tierkreis. Der explosive technische Fortschritt der letzten 150 Jahre hat uns die Überzeugung gewinnen lassen, dass wir heute auf dieses Wissen verzichten können. Wer mit offenen Augen und offenem Herz durchs Leben geht, weiß jedoch: Wir können es nicht. Es wird in Zukunft wichtiger denn je werden.

Mit dieser Buchreihe erfüllen wir weiterhin unsere Aufgabe, das Mondwissen neu zu beleben und damit Ihr Leben zu erleichtern – auf allen Gebieten, die Ihnen am Herzen liegen. Am besten blättern Sie durch die Inhaltsverzeichnisse und picken sich heraus, was Sie gerade besonders anspricht. Dann schauen Sie bei den jeweiligen Kapiteln nach, setzen die einfachen Tipps und Regeln um, die Sie dort finden, und sammeln nach und nach Erfahrungen mit dem unausweichlichen Erfolg. Das wird Sie so sehr beflügeln, dass Sie sich nach und nach auch den übrigen Bestandteilen des Wissens und seinen vielen Hilfestellungen zuwenden werden.

Ein Wort noch zum Umgang mit dem Mondwissen, was Ihr Umfeld betrifft. Die Begeisterung, die sich nach wenigen Monaten einstellen wird, mag Sie verführen, auch Ihre Umgebung »zwangsbeglücken« zu wollen. Tun Sie es nicht. Ihr eigenes Beispiel und Vorbild in der Anwendung des Wissens sind viel wirksamer als der Versuch, mit Überredungskunst zu arbeiten. Sie werden sehen, welche echte Freude damit verbunden ist, mit ein wenig Geduld und aus eigener Kraft echte, dauerhafte Lösungen für viele große und kleine Probleme des Alltags zu finden.

Und nun wünschen wir viel Freude mit einer abenteuerlichen Entdeckungsreise im Reich dieses wertvollen Wissens unserer Vorfahren – heute noch gültig wie eh und je.

Ihre Johanna Paungger-Poppe & Thomas Poppe

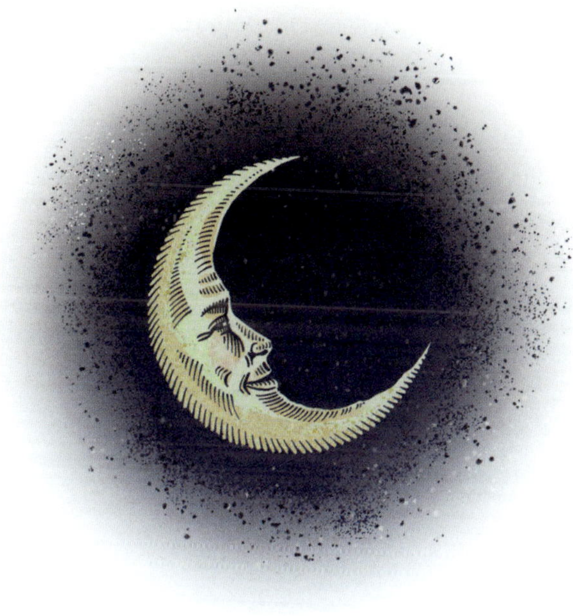

INHALT

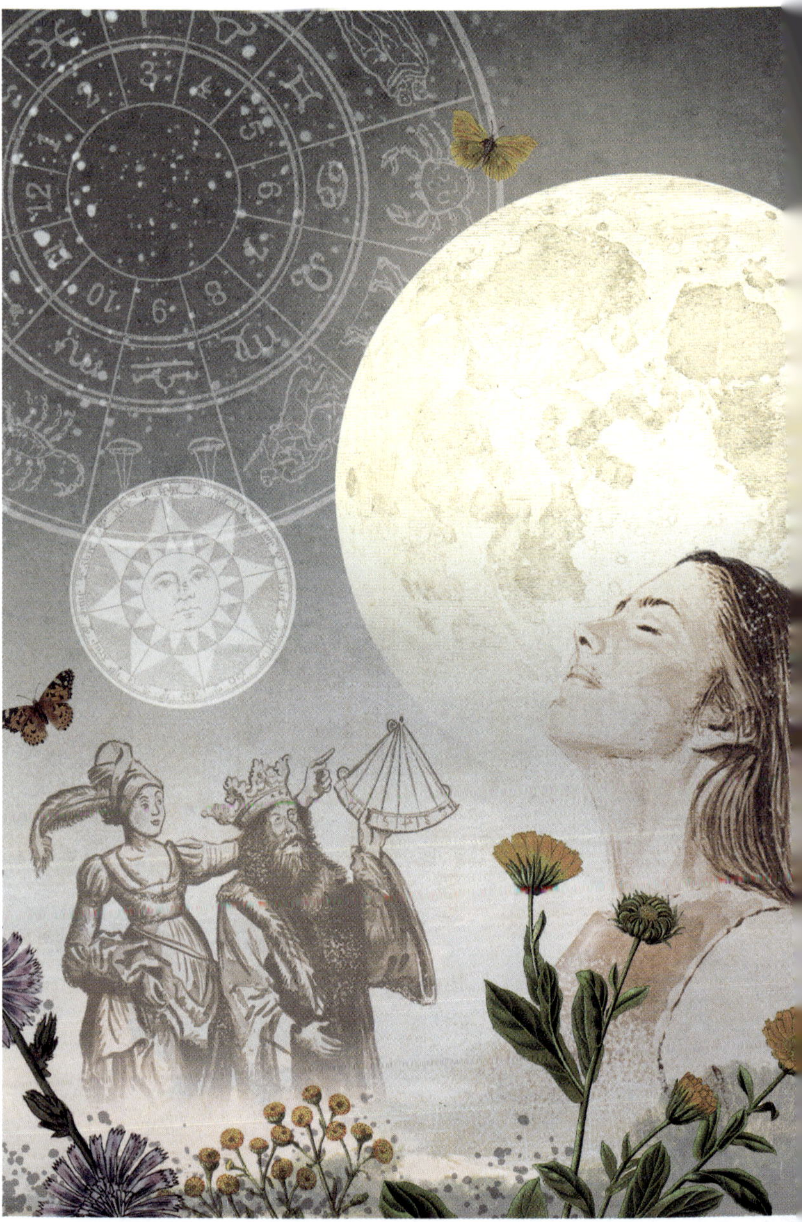

Eine kurze GEBRAUCHSANWEISUNG *für den* MONDKALENDER, *das einzige Werkzeug, das Sie brauchen werden*

»In uns selber liegts, ob wir so sind oder anders.
Unser Körper ist ein Garten und unser Wille der Gärtner.
Ob wir ihn müßig sich selbst überlassen oder
eifrig in guter Pflege halten –
die Fähigkeit dazu und die erneuernde Kraft
liegt durchaus in unserem freien Willen.«

William Shakespeare, *Othello*

Was geschieht, wenn das Überleben einer Gemeinschaft von Menschen von der Fähigkeit abhängt, sich selbst helfen zu können, wenn es um Gesundwerden und Gesundbleiben geht, speziell auch um die Körperpflege, die in diesem Buch im Zentrum stehen wird? Ganz einfach: Sie schärfen ihre Wahrnehmung und Beobachtungsgabe, lernen Heilkraft und Wirken der Natur kennen und erkennen ganz sicher, dass der Erfolg jedes Handelns natürlichen Rhythmen unterworfen ist. Ganz besonders dem Rhythmus des Mondes und seiner Position im Tierkreis. Denn genau so und nicht anders ist überhaupt der Tierkreis mit seinen zwölf Tierkreiszeichen entstanden.

Wenn meine Wahrnehmung mir über längere Zeiträume sagt, dass die günstige Zeit für ein bestimmtes Tun – etwa das Sammeln von Heilkräutern für die Hautpflege – genau zwischen zwei Sternen am Himmel auftaucht, dann liegt es nahe, diese Sterne zu einem Bild zusammenzufassen und ihm einen Namen zu geben, der es leicht macht, die von ihnen – wie von einem Uhrzeiger – angezeigten Einflüsse zu erkennen und vor allem vorauszuberechnen. Genau hier verbirgt sich der Grund, warum Tausende und Abertausende von Gebäuden aus alter Zeit keinem anderen Zweck dienten, als den Lauf des Mondes (und auch der Sonne) in Kalendern festzuhalten.

Noch bis vor etwa 120 Jahren wäre ein Kalender, der Mondphase, Mondstand und Tierkreis nicht enthält, undenkbar gewesen – reine Papierverschwendung. Wir schätzen uns glücklich, daran beteiligt zu sein, das uralte Wissen vom »richtigen Zeitpunkt« wiederzubeleben. Denn die Zukunft wird uns dazu zwingen, warum also nicht die ersten Schritte freiwillig tun?

Wenn dieses Buch Ihre erste Berührung mit einem Mondkalender bedeutet, ist natürlich eine kleine Gebrauchsanweisung angebracht. Denn was bedeutet es, wenn in diesem Buch von den verschiedenen »Zuständen« des Mondes die Rede ist, die auf so viele Tätigkeiten im Alltag Einfluss nehmen? Was heißt »Vollmond« und »Neumond«, »zunehmender« und »abnehmender Mond«? Was steckt zum Beispiel hinter dem Satz: »Vollmond im Tierkreiszeichen Stier ist ungünstig für eine Zahnbehandlung«? Oder hinter dem Satz: »Mond in Steinbock regiert Haut und Knochengerüst«?

Der Einfachheit halber hatten sich unsere Vorfahren Formulierungen wie diese angewöhnt: »Der Mond beeinflusst alle Vorgänge im Körper«, »Mond im Tierkreiszeichen Zwillinge regiert Arme und Hände«, oder auch: »Der abnehmende Mond wirkt entgiftend.« Dabei ist es völlig gleichgültig, ob der Mond tatsächlich diese Wirkung hat oder ob er zeitgleich mit bestimmten Energien und Vorgängen auf der Erde die immer gleichen Positionen einnimmt.

Wir bleiben beim Sprachgebrauch, der seit alters her im Umlauf ist: Der Mond, seine Phasen und seine Position im Tierkreis »wirken« auf die Erde und auf alles Leben. Zur leichteren Identifizierung im Mondkalender nun zu den fünf wichtigsten Impulsen des Mondes:

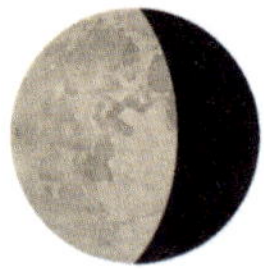

Zunehmender Mond

Wenige Stunden nach Neumond wird der Mond als feine Sichel erkennbar, die sich nach links öffnet. Die Phase zwischen Neu- und Vollmond bezeichnet man als »zunehmenden Mond«, sie dauert etwa 14 Tage. Symbolisch finden Sie den zunehmenden Mond im Kalender als weiße oder gelbe Sichel bis zum Vollmond eingezeichnet. Alle Kräfte, die der zunehmende Mond freisetzt, werden umso stärker, je näher der Vollmond rückt. In der Regel machen sie sich drei Tage vor Vollmond am deutlichsten bemerkbar.

Vollmond

Nimmt man den Neumond als Beginn, hat der Mond jetzt die Hälfte seiner Reise um die Erde vollendet, er steht als leuchtender Vollmond am Himmel. Im

Mondkalender ist der Vollmond als weiße oder gelbe Scheibe eingezeichnet. Jetzt zeigt sich, ob man in seinen Alltag genug Bewegung eingebaut hat oder nicht. Spätes Abendessen raubt einem den ruhigen Schlaf. Kuren zum Abnehmen sind nicht so erfolgreich. Der Verlauf von Operationen ist nicht so günstig, Heilungsprozesse dauern länger.

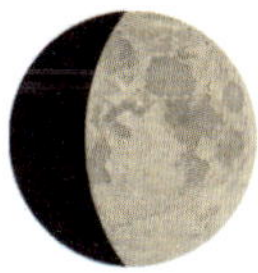

Abnehmender Mond

Kurz nach Vollmond wandert der Mond langsam weiter, sein Schatten wächst von rechts nach links. Die etwa 14-tägige Phase des abnehmenden Mondes beginnt, bis wieder Neumond herrscht. Die vom Abnehmen des Mondes angezeigten Kräfte werden umso stärker, je mehr der Mond abnimmt, und sind kurz vor Neumond am stärksten. In dieser Zeit entschlackt der Körper besonders gut. Massagen zum Lösen von Stauungen gelingen im abnehmenden Mond besser. Fasten- und Frühjahrskuren sind erfolgreicher. Operationen verlaufen positiver.

Neumond

Steht der Mond – von der Erde aus gesehen – genau zwischen Erde und Sonne, dann liegt seine uns zugewandte Seite völlig im Dunkeln. Für wenige Stunden ist er dann nicht zu erkennen und auf der Erde herrscht »Neumond«. Im Mondkalender wird der Neumond als schwarze, manchmal auch als dunkelblaue Scheibe eingezeichnet. Ein Fasttag an Neumond wäre ideal. Wer an Neumond Neues beginnt, hat größere Chancen auf Erfolg.

Sie können sich den Mondkalender bis 2029 unter
www.servus.com/mondkalender-servus-buch
oder über diesen QR-Code herunterladen:

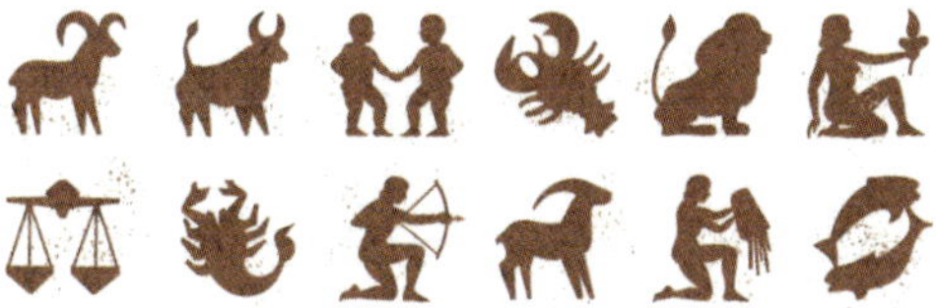

Der Mondstand im Tierkreis

Im Mondkalender sind im Laufe eines einzigen Monats alle zwölf Tierkreiszeichen angegeben. Wenn die Erde um die Sonne wandert, hält sich die Sonne im Laufe eines Jahres jeweils etwa einen Monat lang in einem Zwölftel des Tierkreises auf – vom Tierkreiszeichen Widder Ende März bis zum Tierkreiszeichen Fische Ende Februar. Dieselben Tierkreiszeichen durchläuft auch der Mond bei seinem etwa 28-tägigen Umlauf um die Erde, wobei er sich in jedem Zeichen nur zwei bis drei Tage lang aufhält!

Die Tabelle auf der übernächsten Seite ist neben dem Mondkalender Ihr grundlegendes Handwerkszeug und als Gedächtnisstütze und Inspiration gedacht. Sie gibt einen Überblick über die unterschiedlichen Wirkungsimpulse der einzelnen Mondstände im Tierkreis auf die Körperregionen und zeigt Ihnen die gebräuchlichen Symbole für die Tierkreiszeichen, um das Auffinden und Identifizieren jener Zeichen in den Mondkalendern zu erleichtern. Funktionierende

Mondkalender geben übrigens immer den Mondstand im Tierkreis an, nicht den astronomischen Mondstand im Sternzeichen am Himmel. Die Tabelle zeigt also auf einen Blick, dass mit dem Mondstand im Tierkreis zwölf unterschiedliche Kraftwirkungen verbunden sind, die in unserem Körper deutliche »Spuren« hinterlassen. Sie lassen sich zwar selten so unmittelbar erfühlen wie etwa der Vollmond, aber der Einfluss auf Mensch und Tier ist deutlich erkennbar, besonders was die Wirkung auf Körper und Gesundheit betrifft, aber auch auf die Pflanzenwelt (siehe auch das Buch *Gärtnern mit der Kraft des Mondes* aus dieser Buchreihe).

Ein Beispiel: Der Mond im Steinbock »berührt« die Hautoberfläche, das Knochengerüst und die Knie sowie Schultern, Arme und Hände. Hier verbirgt sich das Geheimnis, warum kosmetische Behandlungen manchmal wunderbar wirken, ein anderes Mal aber zu Hautreizungen führen.

Dieses Buch ist in erster Linie als Anregung für Sie gedacht, nicht als starres »Gesetzeswerk«. Wir müssen einfach lernen, uns Zeit zum Nachfühlen zu nehmen und wieder mehr Geschmack am Echten und an der Wirklichkeit entwickeln, statt an den Ersatz- und Suchtstoffen aus der Glotze. Wir haben die

Freiheit, uns korrekt zu informieren, der eigenen Erfahrung zu vertrauen und entsprechend zu handeln. Nutzen wir diese Freiheit!

TIERKREIS-ZEICHEN	REGIERTE KÖRPERZONE
WIDDER	KOPF, GEHIRN, AUGEN, NASE, OBERKIEFER
STIER	KEHLKOPF, SCHILDDRÜSE, UNTERKIEFER, HALS, MANDELN, OHREN
ZWILLINGE	SCHULTER, ARME, HÄNDE, LUNGE
KREBS	BRUST, LUNGE, MAGEN, LEBER, GALLE
LÖWE	HERZ, RÜCKEN, ZWERCHFELL, BLUTKREISLAUF, SCHLAGADER
JUNGFRAU	VERDAUUNGSORGANE, NERVEN, MILZ, BAUCHSPEICHELDRÜSE
WAAGE	HÜFTE, LEISTE, NIEREN, BLASE
SKORPION	GESCHLECHTSORGANE, NIEREN, BLASE, HARNLEITER, LEISTE
SCHÜTZE	OBERSCHENKEL, VENEN
STEINBOCK	KNIE, KNOCHEN, GELENKE, HAUT, WIRBELSÄULE
WASSERMANN	UNTERSCHENKEL, VENEN
FISCHE	FÜSSE, ZEHEN

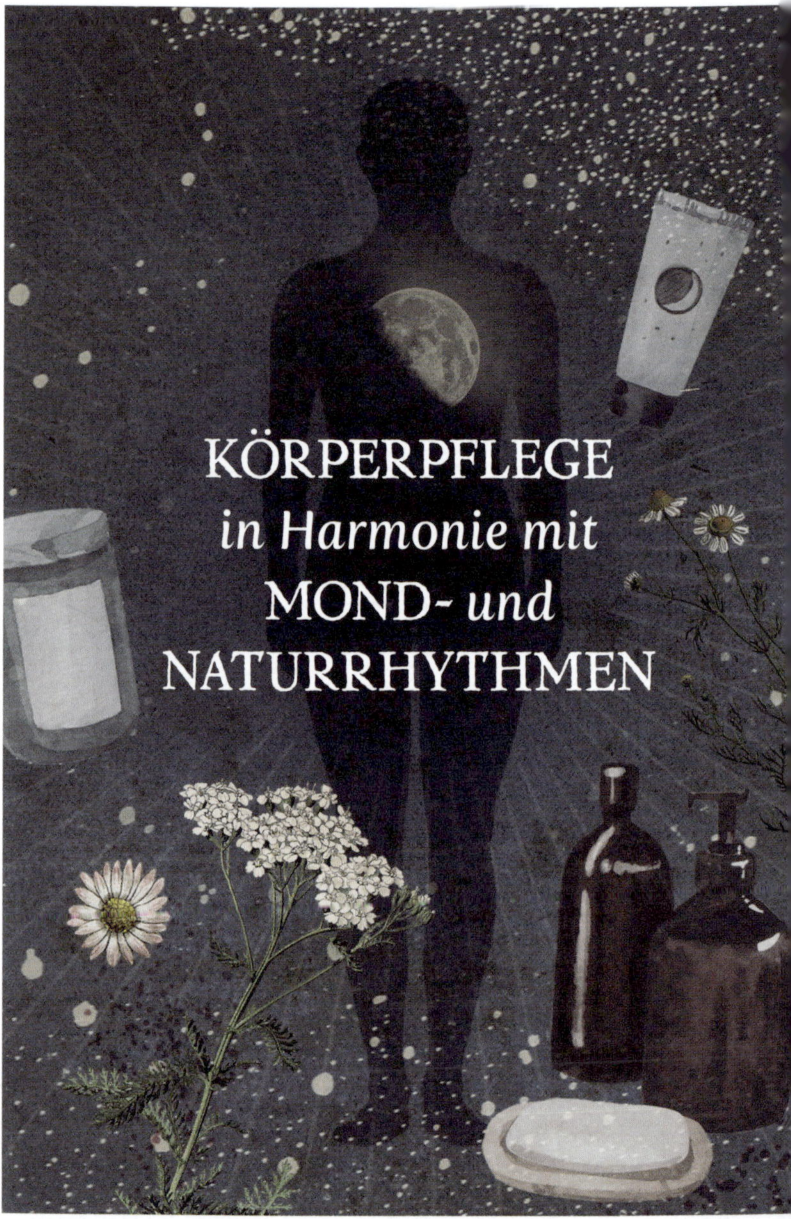
KÖRPERPFLEGE
in Harmonie mit
MOND- *und*
NATURRHYTHMEN

*»Schönheit ist, wie du dich innerlich fühlst,
und das spiegelt sich in deinen Augen wider.
Es ist nichts Körperliches. Körperpflege beginnt
mit dem Respekt vor sich selbst und der Erkenntnis,
dass wahre Schönheit von innen kommt.«*
Sophia Loren

In diesem Büchlein beschäftigen wir uns mit der Körperpflege und damit, welche erstaunlichen Wirkungen davon ausgehen, wenn man sie mit Rücksicht auf den richtigen Zeitpunkt im Mondkalender betreibt. Dabei soll es in erster Linie um Körperpflege von außen gehen, denn eine liebevolle und sorgsame Pflege ist um das Gesamtkunstwerk Körper bemüht. »Die Haut ist ein Spiegel der Seele«, sagt man, und das ist richtig, denn ihr Zustand ist oft nur Symptom dafür, wie es um den Gesundheitszustand des ganzen Körpers geht. Bestes Beispiel ist das lästige Symptom Akne. Sie nur von außen zu be handeln, etwa mit Chemiebomben aus der pharmazeutischen Industrie, ist gleichbedeutend mit dem Absaugen von Rauch, um ein Feuer zu löschen. Aber auch darauf werden wir eingehen, wenn wir später über Körperpflege-Aspekte sprechen, die von innen, etwa durch gesunde Ernährung, wohltuend und heilend begleitet werden können. Sorgfältige Körperpflege lässt nichts aus – von den Haarspitzen (am besten geschnitten in den Tierkreiszeichen Löwe und Jungfrau) bis zu den Zehennägeln (idealerweise geschnitten und gefeilt bei Steinbock oder freitagabends).

Was können Sie gewinnen, wenn Sie im Bereich Körperpflege den richtigen Zeitpunkt wählen? Mit geringem zeitlichem und finanziellem Aufwand wird es Ihnen gelingen, in jedem Alter gepflegt und ansprechend auszusehen. Sie gewinnen obendrein ein Stück Jugend zurück. Und jeder Mensch in Ihrer Umgebung wird es fühlen.

Unsere Haut, das Multitalent

Die Haut ist unser größtes Organ und die erste Verteidigungslinie gegen schädliche Einflüsse und alle möglichen Gefahren von außen. Sie ist Ihr treuester Gefährte, der Sie vor Schurken wie Bakterien, Viren und UV-Strahlen beschützt. Tag und Nacht kämpft sie unermüdlich gegen unsichtbare Feinde, meist ohne dass wir es merken. Wie ein treuer Bodyguard, der immer auf der Hut ist, um uns vor Schaden zu bewahren. Sie arbeitet wie unsere eingebaute Klimaanlage. Bei hohen Temperaturen sorgt sie durch Schwitzen dafür, dass wir nicht überhitzen. Winzige Schweißperlen arbeiten über die Verdunstung wie kleine Feuerwehrmänner, die die Hitze löschen und für Abkühlung sorgen. Bei Kälte zieht sich die Haut zusammen, um die Wärme zu speichern, und wir zittern, um durch die Aktivität Wärme und Energie zu gewinnen.

Die Haut ist auch ein erstaunlicher Mechaniker. Schneiden Sie sich beim Gemüseschnippeln in den Finger, springt sie sofort in Aktion und beginnt mit den Reparaturarbeiten. Innerhalb weniger Tage ist der Schnitt verheilt und sieht aus, als wäre nichts passiert. Ein Superheld mit Selbstheilungskräften! Die Haut kann erröten, wenn Sie verlegen sind, oder blass werden, wenn Sie erschrecken. Sie zeigt der Welt, wie Sie sich fühlen, auch wenn Sie versuchen, Ihre Gefühle zu verbergen, fast wie ein Lügendetektor. So gesehen ist unsere Haut auch ein hervorragender Detektiv. Ein Blick auf sie kann viel über unseren Gesundheitszustand verraten. Blasse Haut? Vielleicht sind Sie müde oder krank. Gelbliche Haut? Könnte auf Leberprobleme hinweisen. Rote Flecken?

Vielleicht eine Allergie. Der Blick in den Spiegel kann oft verraten, wenn etwas nicht stimmt.

Mit der Haut können wir fühlen und erleben – sie ist unser Tor zur Welt, wie eine Antenne, die ständig Signale empfängt. Egal, ob Sie über einen flauschigen Teppich laufen, einen heißen Kaffee oder Tee trinken oder von einem lästigen Mückenstich geplagt werden – Ihre Haut lässt Sie alles spüren. Sie ist ein kleiner Meister der Empathie, der Ihnen jedes noch so kleine Kribbeln mitteilt. Manchmal vielleicht ein bisschen zu gut, etwa wenn Sie barfuß nachts auf die Lego-Steine der Kinder treten.

Aber ihre vielleicht wichtigste Funktion lässt sich an zwei Anekdoten ablesen: Kurz nach dem Ersten Weltkrieg arbeitete ein junger Arzt in einem der zahlreichen überfüllten Waisenhäuser Europas. Eines Tages fiel ihm auf, dass die Kleinkinder einer bestimmten Abteilung fröhlicher und lebhafter wirkten, besser genährt aussahen, seltener krank wurden und allgemein in einem viel besseren Gesundheitszustand waren als alle anderen Kinder der gleichen Altersstufe in den anderen Stockwerken. Die Neugier des jungen Arztes war geweckt, und anfangs gewann er aufgrund seiner Ausbildung die

Überzeugung, dass irgendjemand die Kinder aus privaten Beständen ernährte – zusätzlich zur mageren Alltagskost des Waisenhauses.

Nach einiger Zeit musste er jedoch feststellen, dass das nicht der Grund für den besseren Zustand der Kinder war – ihre Ernährung war genau dieselbe wie bei den Kindern gleichen Alters. Einen Unterschied allerdings gab es doch: Im Gegensatz zum übrigen Personal machte sich der zuständige Betreuer des hoffnungslos unterbesetzten Heims die »zusätzliche Mühe«, jedes Kind vor dem Füttern aus dem Bett zu heben, es zu wiegen, zu streicheln und zu drücken, bevor er ihnen die Fläschchen gab und sie wieder zurücklegte.

Während einer wissenschaftlichen Studie in den 1970er-Jahren ernährte man Kaninchen mit fettreichem Futter, um die Entstehung von Herzerkrankungen zu untersuchen. Bei einer bestimmten Gruppe Kaninchen zeigten sich seltsamerweise 60 Prozent weniger Krankheitssymptome als bei den anderen untersuchten Tieren. Nichts im Körper dieser viel gesünderen Kaninchen gab Aufschluss darüber, warum gerade sie das »Herzinfarkt«-Futter besser verarbeiteten als die anderen Tiere. Nur ein Zufall brachte die Wissenschaftler schließlich auf die richtige Spur: Man entdeckte, dass die mit dem Füttern beauftragte Tierpflegerin ihre Tiere ab und zu einige Minuten lang auf den Arm nahm und sie liebevoll streichelte. Spätere Studien an anderen Tieren bestätigten diesen Zusammenhang.

Wir möchten an dieser Stelle feststellen: Es ist traurig, dass solche Zusammenhänge nicht auf den ersten Seiten unserer Medien landen, nicht wahr? Vom Herz über die Haut zum Herz – ein Weg ohne Umweg.

Die Haut ist ein wahres Multitalent und ein treuer Begleiter in unserem täglichen Leben. Sie schützt uns, hält uns kühl oder warm, lässt uns fühlen, heilt sich selbst und verrät uns wichtige Hinweise über unseren Gesundheitszustand. Also, beim nächsten Mal, wenn Sie in den Spiegel schauen, denken Sie daran, dass die Haut ein kleines Wunderwerk ist, das unglaubliche Leistungen vollbringt.

Betrachten wir nun Schritt für Schritt, Tätigkeit für Tätigkeit, in welcher Weise Mond- und Naturrhythmen die Haut bei ihrer Arbeit unterstützen können.

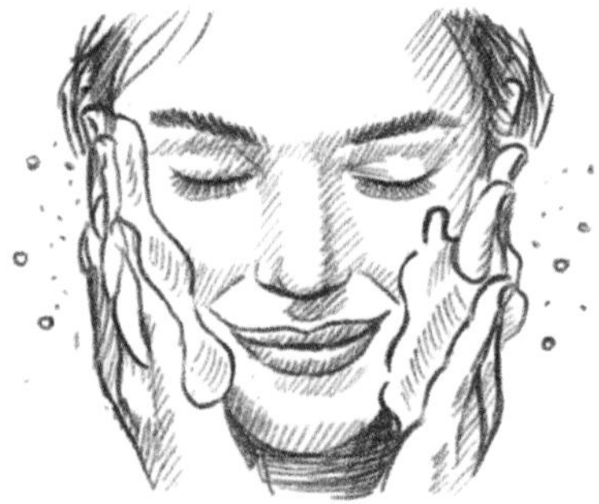

TIEFENREINIGUNG
Frühjahrsputz für die Haut

Alljährlich zu Frühlingsanfang greift ein fröhlicher Virus um sich und befällt große Teile der Bevölkerung, ohne Ansehen von Rang und Namen. Bekannt ist er unter dem Namen Frühjahrsputz! So gründlich wie möglich wird mit mehr oder weniger Eifer geputzt und gewaschen, gewischt, entstaubt und sorgfältig nachgetrocknet. Wintersachen wandern ohne Reue ins hinterste Regal, die kurzärmligen Shirts, die Minis und Bermudas erwachen zu neuem Leben. Nicht, dass bei den allermeisten von uns ein solcher Frühjahrsputz notwendig wäre. Denn man achtet doch meist ohnehin ganzjährig auf eine saubere, staubfreie und vor allem auch vorzeigbare Umgebung in Heim und Haus. Aber da liegt schon der wohl wichtigste Anlass und die Inspiration für einen Frühjahrsputz verborgen: Er bedeutet einen Neuanfang – körperlich, geistig wie seelisch! Der Frühling weckt Lebensgeister auf allen Ebenen, neue Energien, Lust auf neue Kapitel im Leben.

Und da kommt eine Hauttiefenreinigung ins Spiel. Die Freude daran und ihre Wirkung folgen nur selten einer körperlichen Notwendigkeit. Denn um Unreinheiten, abgestorbene Hautzellen und überschüssigen Talg zu entfernen, genügt in der Regel eine tägliche Routine-Hygiene. Eine Hauttiefenreinigung dagegen geht an die Wurzel. Sie ist wie der Frühjahrsputz ein Mini-Neuanfang, zu welchem guten Zweck auch immer. Sie fördert nicht nur ein taufrisches Hautbild, sondern kann auch kleinere Hautprobleme wie Akne und Mitesser reduzieren.

Zudem ist unsere Haut in der modernen Welt ständig Angriffen ausgesetzt, die unsere Poren verstopfen wollen – Abgase, Feinstaub, Make-up-Reste etc. Manchmal fühlen sich dann unsere Poren wie ein überfüllter Fahrstuhl nach Arbeitsschluss. Kein

Wunder, dass sie gelegentlich den Alarmknopf drücken und Pickel entwickeln!

Die Methoden einer Tiefenreinigung sind vielfältig und reichen von einer manuellen Reinigung mit diversen Kosmetika über Dampfbäder zur Öffnung der Poren, Extraktionen oder spezielle Masken bis zur Ultraschallreinigung. Die Wahl der geeigneten Methode hängt von Hauttyp, Hautzustand und auch von persönlichen Vorlieben ab. Regelmäßige Tiefenreinigung ist für manche der Schlüssel zu einem klaren, strahlenden Teint und einer gesunden Haut. Jedoch eine Warnung: Verzichten Sie auf Chemie und verwenden Sie nur Produkte aus der Naturkosmetik. Je länger die (meist kleingedruckte) Liste der Inhaltsstoffe, desto eher sollte es heißen: Finger weg! Das Motto sollte lauten: Die Haut bei ihrer Arbeit unterstützen, statt sie ihr abzunehmen. Sonst gerät man in den kleinen Teufelskreis der Abhängigkeit von der Kosmetikindustrie.

Die Anwendung einer tiefenreinigenden Maske kann also eine wahre Freude sein. Das wahre Happy End der Tiefenreinigung ist das Gefühl danach. Die Haut fühlt sich frisch, erneuert und bereit für die Welt an. Es ist, als hätte man eine Rüstung abgelegt. Man spürt den Wind auf der Haut, die Freiheit der Poren und das leise Flüstern des Dankes Ihrer Haut. Erst recht, wenn Sie die einfachen Regeln befolgen, die der richtige Zeitpunkt im Mondkalender vorgibt.

> IDEAL
> Bei ***abnehmendem Mond*** in Steinbock.
>
> GÜNSTIG
> Bei ***abnehmendem Mond*** inklusive **Neumond.**
>
> Wenn Sie einen günstigen Zeitpunkt wählen, können Sie im wahrsten Sinne des Wortes auf »porentief rein« hoffen. Die Haut wird auf schonende Weise sauber. Die Poren vergrößern sich danach nicht, werden meistens sogar kleiner. Die Haut ist besser durchblutet und geschmeidig. Nach einer Tiefenreinigung zum richtigen Zeitpunkt wirken aufbauende Cremes optimal. Wenn Sie allerdings hochwertige, natürliche Pflegemittel verwenden, die schonend mit Ihrer Haut umgehen, dann genügt die »normale« tägliche Pflege. Eine besondere Tiefenreinigung ist kurz vor Neumond am sinnvollsten.

UNGÜNSTIG

Bei ***zunehmendem Mond inklusive Vollmond.***

SEHR UNGÜNSTIG

Bei ***zunehmendem Mond oder Vollmond in Löwe.*** Zum ungünstigen Zeitpunkt hinterlässt eine Tiefenreinigung ein Gefühl der Unzufriedenheit. Die Haut wird eher gereizt, Staub und Schmutz lösen sich nicht so gut. Die Poren vergrößern sich mit der Zeit und werden noch empfindlicher. Schmutz und Umweltreizstoffe dringen leichter ein. Es kommt häufiger zu Entzündungen und störendem Juckreiz.

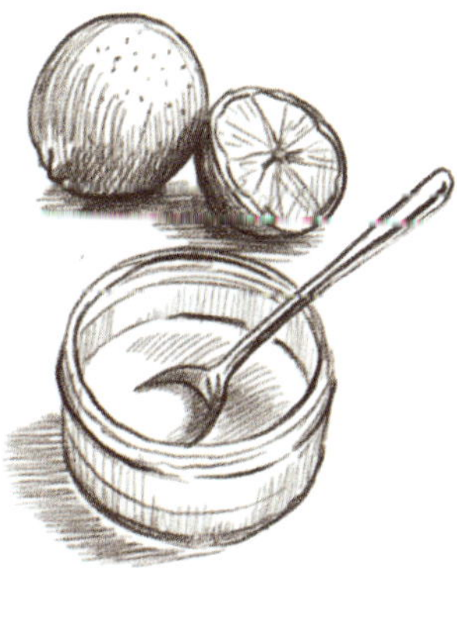

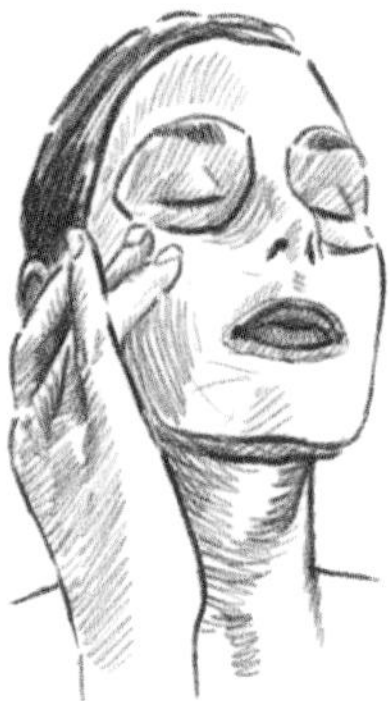

REINIGENDE GESICHTSMASKE

Eine Wohltat der besonderen Art

Welchen Sinn hat eine reinigende Gesichtsmaske? Ein mysteriöses Produkt, das verspricht, unsere Haut von den Lasten des Alltags zu befreien und uns ein strahlendes Aussehen zu verleihen. Doch was genau steckt hinter diesem Wunder der Hautpflege? Stellen Sie sich vor, Ihre Haut wäre eine Stadt. Eine reinigende Gesichtsmaske ist der Superheld, der auftaucht, wenn die Straßen voller Schmutz sind, die Abflüsse verstopft und die Bürger (Ihre Poren) verzweifelt nach frischer Luft rufen. Sie ist der hilfreiche Mitstreiter Ihrer Haut, bereit, Schmutz zu bekämpfen und für Ordnung zu sorgen.

Die Anwendung einer Bio-Gesichtsmaske ist nicht nur gut für die Haut, sondern auch eine Wohltat für die Seele. Man trägt die Maske auf, lehnt sich zurück und fühlt sich wie Königin oder König im eigenen Wellness-Tempel. Ein Moment des Friedens und der Ruhe, abgesehen von den gelegentlichen Versuchen, nicht zu lachen oder zu sprechen, um zu verhindern, dass die Maske Risse bekommt.

Es gibt eine beeindruckende Vielfalt an reinigenden Gesichtsmasken: aus Tonerde, Schlamm, Peel-off-Masken und viele mehr. Jede hat ihre eigene spezielle Funktion. Die Schlamm-Maske zum Beispiel ist wie ein luxuriöses Bad im Toten Meer. Ein humorvoller Nebeneffekt einer reinigenden Gesichtsmaske ist die Möglichkeit, alberne Selfies zu machen. Ob man aussieht wie ein grünes Monster, eine Statue aus Marmor oder eine Figur aus einem Horrorfilm – für Unterhaltung ist gesorgt. Ein perfekter Moment, um ihn mit Freunden zu teilen und ein bisschen zu lachen.

Nach dem Abwaschen der Maske fühlt sich die Haut wie neugeboren. Als hätte man den Reset-Knopf gedrückt und all den Stress des Alltags weggeblasen. Der richtige Zeitpunkt spielt für diese gute Wirkung eine wesentliche Rolle. Die Haut ist weich, geschmeidig und bereit, die Welt zu erobern. Eine reinigende Gesichtsmaske ist nicht nur eine sinnvolle Ergänzung zur Hautpflege, sondern auch eine Quelle der Freude und Entspannung.

GÜNSTIG

Immer bei ***abnehmendem Mond*** inklusive ***Neumond***. Steht der Mond gleichzeitig in ***Widder***, sind manche Menschen empfindlicher. ***Zwillinge***, ***Waage*** oder ***Wassermann*** wirken ausgleichend bei zu fetter Haut. An ***Steinbock-Tagen*** wird die Haut besonders glatt und geschmeidig.

Wenn Sie einen günstigen Zeitpunkt wählen, wird die Gesichtshaut optimal rein. Die Haut wird gut durchblutet, ohne sich gereizt anzufühlen. Das Ergebnis kann sich sehen lassen und hält länger an. Der Geldbeutel wird geschont, denn Sie verbrauchen weniger Creme für die Masken.

UNGÜNSTIG

Bei ***zunehmendem Mond*** inklusive ***Vollmond*** und bei ***Löwe***.

Zum ungünstigen Zeitpunkt wird Sie das Ergebnis öfter nicht befriedigen. Die Haut wird nicht so rein, im Laufe der Zeit vergrößern sich die Poren. Manchmal erhöht man die Menge des Mittels, um den erwünschten Erfolg zu erreichen, aber das reizt die Haut noch zusätzlich.

AUFBAUENDE GESICHTSMASKE
Power für die Zellen

Die aufbauende Gesichtsmaske – ein magisches Elixier, das unsere Haut verjüngt, nährt und ihr neues Leben einhaucht. Aber was genau steckt hinter dieser geheimnisvollen Mischung aus Cremes und Flüssigkeiten, die uns verspricht, wie ein frisch geschlüpfter Phönix auszusehen?

Stellen Sie sich vor, Ihre Haut ist ein Partygast. Sie durchlebt Höhen und Tiefen, ausgelassenen Spaß und vielleicht auch den kleinen Kater am Morgen danach. Eine aufbauende Gesichtsmaske ist dann das ultimative »Katerfrühstück«. Nach einer Woche voller Stress, wenig Schlaf und einer vielleicht nicht ganz optimalen Ernährung ist Ihre Haut erschöpft und müde. Da kommt die aufbauende Gesichtsmaske ins Spiel, die Vitaminbombe und das Feuchtigkeitswunder, das sie wieder auf die Beine bringt.

Es gibt eine Vielzahl von aufbauenden Gesichtsmasken, jede mit ihrer eigenen besonderen Superkraft. Etwa feuchtigkeitsspendende Masken, die die Haut wie ein durstiger Kaktus im Regen aufsaugt. Oder

Anti-Aging-Masken, die Falten den Kampf ansagen, als wären sie winzige Feinde, die es zu besiegen gilt. Und nicht zu vergessen die nährenden Masken, die Ihre Haut mit Vitaminen und Mineralstoffen überfluten, sodass sie strahlt wie eine Glühbirne in dunkler Nacht.

Die Anwendung einer aufbauenden Gesichtsmaske ist genau betrachtet mehr als nur ein Hautpflegeprozess – sie ist ein Ritual der Selbstliebe, der Moment, in dem man sich selbst eine Auszeit gönnt, eine Kerze anzündet und vielleicht sogar ein entspannendes Bad nimmt. Während die Maske ihre magische Wirkung entfaltet, kann man sich vorstellen, dass kleine unsichtbare Helferlein über das Gesicht tanzen und alle Hautprobleme wegzaubern.

Nachdem man die Maske abgenommen hat, fühlt sich die Haut an wie Seide, strahlend und lebendig. Es ist, als hätte man eine neue, verbesserte Version seiner selbst enthüllt.

Eine weise gewählte aufbauende Bio-Gesichtsmaske ist Erlebnis, Ritual und Verwandlung in einem. Sie nährt und revitalisiert die Haut, bringt sie zum Strahlen und sorgt dafür, dass man sich selbst und seine Haut liebt. Besonders wenn sie zum richtigen Zeitpunkt angewendet wird.

IDEAL

Bei ***zunehmendem Mond*** inklusive ***Vollmond*** und in ***Steinbock***.

AUCH NOCH GÜNSTIG

Bei ***zunehmendem Mond*** inklusive ***Vollmond***, wenn in ***Widder***, ***Zwillinge***, ***Waage*** oder ***Wassermann.***

Wenn Sie einen günstigen Zeitpunkt wählen, wird Ihre Haut weich und geschmeidig. Sie nimmt die Pflegemaske dankbar an und Ihr ganzes Gesicht entspannt sich. Verzichten Sie auf wertlose Produkte aus dem Supermarkt. Sie enthalten Stoffe, die mehr schaden als nützen.

UNGÜNSTIG

Bei ***Löwe.***

Zum ungünstigen Zeitpunkt nimmt die Haut die pflegenden Stoffe nicht so gut auf. Es kann passieren, dass sich Ihr Gesicht rötet und die Haut brennt. Eine gute Durchblutung wäre ja von Vorteil, aber in dem Fall haben wir es eher mit einer ungesunden Reizung zu tun. Oft plagt Sie dann ein länger anhaltender Juckreiz.

SCHWANGERSCHAFTSSTREIFEN
Vermeidung ist machbar

Bindegewebsrisse, auch »Schwangerschaftsstreifen« genannt, entstehen, wenn unsere Haut beschließt, dass sie nicht mehr mit einem rasanten Körperwachstum Schritt halten kann. Ob durch Schwangerschaft, schnelle Gewichtszunahme oder intensives Muskeltraining – unsere Haut macht so lange mit, bis sie irgendwann merkt: »Moment mal, das geht mir zu schnell!« Und schon sind sie da, die dezenten Erinnerungen an die Grenzen der wundersamen Dehnbarkeit der menschlichen Haut.

Es entwickeln sich rote Streifen – meist in der Bauch- und Hüftregion –, die nach einiger Zeit hell werden und es auch bleiben, selbst wenn die Sonne die übrige Haut gebräunt hat. Die Streifen lassen sich leider nicht mehr beseitigen, aber wirkungsvoll vorbeugen, das ist durchaus machbar.

Die Hauptursachen von Bindegewebsschwäche zu kennen, ist der erste Schritt: Vitamin-E-Mangel, Bewegungsmangel und ein Übermaß an Milchprodukten. Vitamin E ist maßgeblich an der Entgiftung des

Körpers beteiligt. Funktioniert diese nicht gut, lagern sich Giftstoffe im Bindegewebe ein und schwächen es. Pflanzenöl, Getreidekeimlinge und Kresse enthalten besonders viel Vitamin E. Mit anderen Worten: Vollwertige Ernährung ist die beste Vorbeugung gegen Schwangerschaftsstreifen.

IDEAL

An den ***Waage-Tagen*** sollte man zusätzlich alle gefährdeten Stellen gut einmassieren, am besten mit einem natürlichen Gewebestrafföl. Bürsten Sie mit einem rauen Handschuh im Uhrzeigersinn die Problemzonen und massieren Sie diese hinterher mit Gewebestrafföl. Sehr sinnvoll wäre es, 14 Tage lang im ***abnehmenden Mond*** mit Entschlackungsöl zu massieren und dann 14 Tage lang bei ***zunehmendem Mond*** mit einem Gewebestrafföl.

Tipps und Anmerkungen

› Zu den besten Kräutern gegen Bindegewebsschwäche zählt Zinnkraut. Am besten an Waage-Tagen pflücken, zu einem Brei zerstampfen und frisch auf die Problemzonen auflegen.

› Die zweite Hauptursache der Bindegewebsschwäche, nämlich Bewegungsmangel, lässt sich allerdings durch bloßes Einmassieren von Ölen und Auflegen von Kräutern nicht ausgleichen.

› Ein wenig Philosophie zum Schluss: Schwangerschaftsstreifen können uns daran erinnern, dass unser Körper ein lebendiges, atmendes, sich veränderndes Wunderwerk ist. Sie sind die Striche auf unserer persönlichen Landkarte, die uns daran erinnern, dass wir nicht perfekt sein müssen, um einzigartig zu sein.

Und wenn alles andere fehlschlägt, können wir sie immer noch mit Humor betrachten: »Meine Schwangerschaftsstreifen sind so kunstvoll, dass sie als modernes Design durchgehen könnten!«

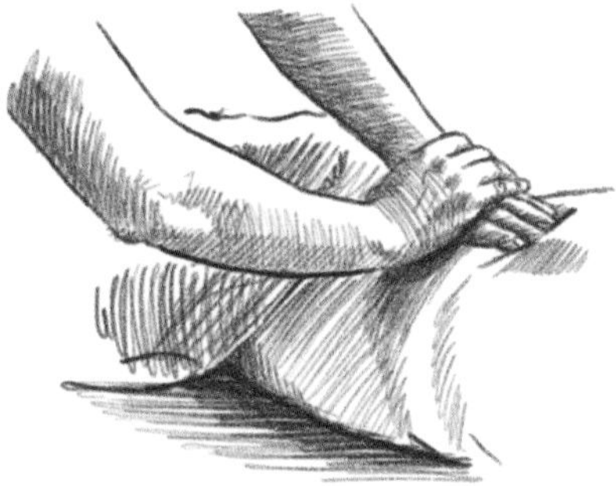

FASZIENMASSAGE

Wieder in Bewegung kommen

Faszienmassage – ein moderner Begriff, der sich heute gegenüber dem »altmodischen« Begriff Bindegewebsmassage durchgesetzt hat. Was steckt wirklich dahinter, und warum sollte man sich dieser besonderen Art der Massage unterziehen? Faszien sind wie die »Socken« unseres Körpers – sie umhüllen alles und sorgen dafür, dass alles an seinem Platz bleibt. Diese dünnen, aber starken Gewebenetze umschließen Muskeln, Knochen, Organe und Nerven und halten alles zusammen wie straffe Frischhaltefolien. Wenn diese Socken jedoch verknittern, zu eng werden oder sich gar verhärten, können sie uns das Leben schwer machen. Die Folge sind oft

Schmerzen, Unbeweglichkeit und das Gefühl, dass man in einem unsichtbaren Korsett steckt. An dieser Stelle kommt die Faszienmassage ins Spiel, eine Art Superheld, der die verklebten »Socken« wieder beweglich macht und Ordnung in ihr Zusammenspiel bringt.

Faszienmassagen fühlen sich manchmal an wie das robuste Kneten eines störrischen Brotteigs. Masseurin oder Masseur drücken, schieben und ziehen an den Faszien, bis sie sich wieder geschmeidig anfühlen, vergleichbar dem Entwirren eines Kabelsalats – erst nervig und schmerzhaft, aber das Endergebnis ist pure Befriedigung. Manchmal möchte man während der Massage lachen und weinen zugleich, denn es fühlt sich an, als würde sich ein uralter Knoten lösen, den man seit der Kindheit mit sich schleppt. Nach der Faszienmassage fühlt sich der Körper an wie ein frisch geöltes Fahrrad – alles läuft geschmeidiger, die Bewegungen sind fließender, Schmerzen sind gelindert oder gar verschwunden.

Zusammengefasst ist die Faszienmassage eine wunderbare Methode, um den Körper wieder in Schwung zu bringen und Schmerzen zu vertreiben. Sie tut meistens weh, ja, ist aber auch lohnend. Unsere Faszien verdienen die gleiche Aufmerksamkeit wie der Rest unseres Körpers, und eine gute Faszienmassage kann wahre Wunder bewirken. Zum richtigen Zeitpunkt noch mehr.

IDEAL
Bei ***abnehmendem Mond*** und **Neumond** in ***Zwillinge*** (Arme) und **Schütze** (Oberschenkel).

GÜNSTIG
Bei ***abnehmendem Mond*** einschließlich **Neumond**.

Wenn Sie einen günstigen Zeitpunkt wählen, kommt alles in Bewegung. Das Gewebe kann sich lockern und Gifte können leichter ausgeschwemmt werden. Verspanntes, meist schmerzhaftes Gewebe kann sich von Schlacken lösen, die Beweglichkeit des ganzen Körpers verbessert sich sofort.

UNGÜNSTIG
Bei ***zunehmendem Mond***.

SEHR UNGÜNSTIG
Bei ***zunehmendem Mond*** in ***Zwillinge***, ***Waage*** und **Schütze**.

Zum ungünstigen Zeitpunkt kann die Behandlung schmerzhafter sein, und man ist mit dem Ergebnis zudem oft unzufrieden. Die Giftstoffe lösen sich nur schwer und werden manchmal erst gar nicht ausgeschieden, sondern nur umgeschichtet. Gelegentlich bekommt man einen starken Muskelkater.

Tipp

› Besonders wichtig nach einer Faszienmassage: Viel stilles Wasser trinken! Auch eine Massage mit einem Bio-Entschlackungsöl wäre als Begleitung sinnvoll.

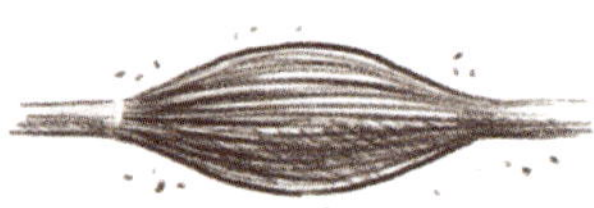

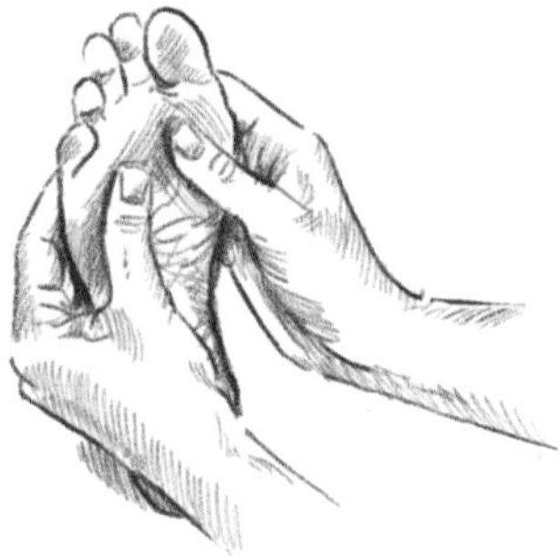

FUSSREFLEXZONENMASSAGE
Tore zum Körper

Wir alle haben es schon erlebt: Man kratzt sich unwillkürlich an einer bestimmten Körperstelle und weit entfernt an einer anderen Stelle spürt man quasi ein »Echo«, als ob man an dieser Stelle zart gepiekst wird – genau gleichzeitig! Ein Beweis von vielen, dass kreuz und quer durch unseren Körper Energiebahnen verlaufen. Unsere heilkundigen Vorfahren kannten die Zusammenhänge genau und entwickelten verschiedenste Methoden zur Vorbeugung und zum Heilen, zum Beispiel Akupressur, Akupunktur und Fußreflexzonenmassage. Sie alle beruhen auf der Tatsache, dass jedes Organ und jede Körperregion durch Stimulieren bestimmter genau festgelegter Punkte auf dem Körper positiv beeinflusst, angeregt, behandelt werden kann.

Unserer Meinung nach ist die Fußreflexzonenmassage eine der wirksamsten Körperpflege-Maßnahmen, die es gibt. Wer sie öfter erhält, wer sie öfter spendet, weiß, wovon wir reden, und wird nicht mehr von ihr lassen. Jede werdende Mama zum Beispiel könnte sich dadurch viele Beschwerden ersparen.

Sie kann auch von größtem Nutzen für eine erfolgreiche Entgiftung des Körpers sein. Ihr großer Wert beruht auf der Tatsache, dass jedes Körperorgan und jede Körperregion mit einer ganz bestimmten, eng begrenzten Fläche in unseren Füßen verbunden ist. Ähnlich wie bei der Akupressur (Druck auf bestimmte Punkte am ganzen Körper) kann man diese Zonen durch sanften Druck und Reibung gezielt reizen und damit die jeweiligen Organe und Körperbereiche mit Energie durchfluten und zu normaler Funktion anregen. Besorgen Sie sich ein Buch über die Körperreflexzonen und ab sofort werden Sie Ihre Füße mit anderen Augen sehen – als kleine Landkarte des Körpers, als Zugangstor zu verborgenen Regionen.

Diese Form der Massage eignet sich sogar als diagnostisches Instrument: Meist sind jene Punkte an den Füßen etwas schmerzhafter oder gar durch eine Hornhautverdickung gekennzeichnet, deren entsprechende Organzone geschwächt ist. Mit gutem Schuhwerk tun wir also nicht nur unseren Füßen etwas Gutes, sondern dem ganzen Körper.

Das Faszinierende an der Fußreflexzonenmassage ist, dass sie oft wie von Zauberhand Dinge bewirkt. Ein Druck auf den großen Zeh und plötzlich verschwindet der Kopfschmerz. Ein Kneifen an der Ferse und die Rückenschmerzen lösen sich auf. Fußreflexzonenmassagen können die Durchblutung verbessern, Stress abbauen und das allgemeine Wohlbefinden steigern. Unsere Füße sind mehr als nur ein Mittel, um von A nach B zu kommen – sie sind ein Schlüssel zu innerer Gesundheit und Harmonie.

GÜNSTIG

Die Kraft der ***Fische-Tage*** unterstützt die gute Wirkung dieser Massageform sehr. An diesen Tagen sollte man mit besonderer Vorsicht massieren, weil man noch empfindlicher reagiert. Fußreflexzonenmassagen zur Anregung entgiftender und ausleitender Organe sind generell bei ***abnehmendem Mond*** wirksamer als bei zunehmendem Mond. Wenn Sie die Massage auch noch nach dem Tagesrhythmus der Organe richten, dann wird Sie der Erfolg verblüffen.

Tipps und Anmerkungen

› *Schwindelgefühle gehen immer auch von den Füßen aus. Je sicherer wir auf den Beinen stehen, desto seltener kommt es zu Schwindelgefühlen.*

› *Bei dieser Form der Massage kommt es öfter zu einer »Erstverschlechterung« von Krankheitssymptomen. Fast alle natürlichen und sanft wirksamen Heilanwendungen kennen diesen Zusammenhang: Die Störung, die Schmerzen verschlimmern sich nach der Behandlung für kurze Zeit – besonders nach homöopathischen Anwendungen. Das ist eine Tatsache, die leider oft auch von fähigen Ärzten und Heilpraktikern viel zu wenig erklärt wird. Lassen Sie den Mut nicht sinken: Diese scheinbare Verschlechterung ist meistens ein Zeichen dafür, dass der Körper reagiert, dass die Therapie anschlägt und Aussicht auf langfristigen Erfolg hat!*

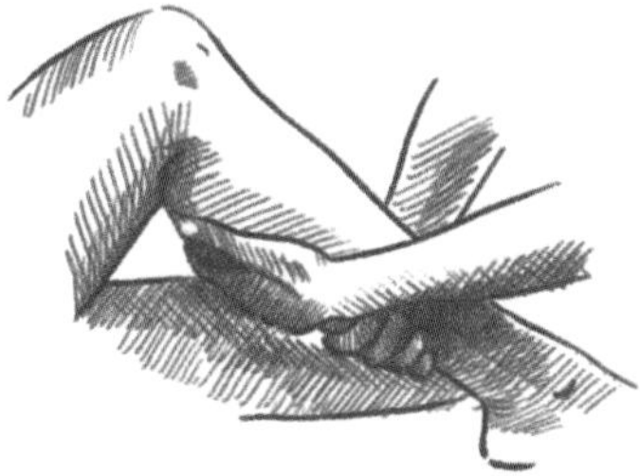

LYMPHDRAINAGEN

Im Fluss bleiben

Im Vergleich zum Blutkreislauf arbeitet die Lymphe im Körper eher im Stillen – wie eine geheime Einsatztruppe, die aber den ganzen Laden am Laufen hält. Ihre Funktionen: Die Lymphe sammelt überschüssige Flüssigkeit, die aus den Blutgefäßen in das Gewebe gelangt, und bringt sie zurück in den Blutkreislauf. Das hilft, den Flüssigkeitshaushalt im Körper zu regulieren. Zudem enthält sie weiße Blutkörperchen, insbesondere Lymphozyten, die Krankheitserreger wie Bakterien und Viren bekämpfen. Dadurch unterstützt sie das Immunsystem bei der Abwehr von Infektionen. Und nach einer Mahlzeit transportiert die Lymphe Fette, die im Darm aufgenommen wurden, in die Blutbahn. Diese Fette werden dann im ganzen Körper verteilt und zur

Energiegewinnung oder Speicherung genutzt. Wie ein fleißiger Hausmeister nimmt die Lymphe alles Überflüssige auf, das sich im Gewebe ansammelt, und bringt es zur Entsorgung zurück in die Blutbahn. Lymphknoten arbeiten wie kleine Polizeistationen im Körper, die Eindringlinge unschädlich machen. Doch manchmal wird der Hausmeister überlastet, und Abfallstoffe stauen sich. Hier kommt die Lymphdrainage ins Spiel – eine Art Urlaub für den Hausmeister, damit er sich erholen und seine Arbeit wieder effizient erledigen kann.

Ziel einer klassischen Massage ist es fast immer, Muskelverspannungen zu lösen, die Durchblutung zu verbessern und Schmerzen zu lindern. Im Unterschied dazu wird bei der Lymphdrainage nicht »geknetet«. Mit speziellen Grifftechniken regt der Therapeut den Lymphfluss an, indem er Dehnungsreize auf Haut und Gewebe ausübt. Es ist, als ob der Masseur die Lymphflüssigkeit sanft anstupst und ihr den Weg zeigt, wohin sie fließen soll. Neben der sofortigen Entspannung und Entstauung hat die Lymphdrainage auch langfristige Vorteile. Sie stärkt das Immunsystem, verbessert die Hautstruktur und kann sogar dabei helfen, Cellulite zu reduzieren.

IDEAL

Bei ***abnehmendem Mond*** in ***Zwillinge, Waage*** und ***Wassermann.***

GÜNSTIG

Bei ***abnehmendem Mond*** einschließlich **Neumond.**

Wenn Sie einen günstigen Zeitpunkt wählen, ist eine Lymphdrainage eine wahre Wohltat! Sie entspannen sich, während Ihr Körper optimale Entgiftungsarbeit leistet. Man fühlt sich hinterher schwebeleicht. Trinken Sie nach der Behandlung viel klares Wasser, weil die Lymphbahnen bei der Transportarbeit Unterstützung brauchen.

UNGÜNSTIG

Bei ***zunehmendem Mond***.

SEHR UNGÜNSTIG

Bei ***zunehmendem Mond*** und **Vollmond** in ***Zwillinge, Waage*** und ***Wassermann***.

Zum ungünstigen Zeitpunkt kann sich schlimmstenfalls sogar ein gefährlicher Lymphstau einstellen. Die Lymphbahnen sind irritiert und blockiert.

Geschwollene Lymphknoten lassen sich deshalb besser bei abnehmendem Mond lösen. In der Zwischenzeit können sie auch schmerzen. Wer beispielsweise nach einer Brustamputation den falschen Zeitpunkt für eine Lymphdrainage wählt, kann viel länger Probleme haben.

Tipp

> *Besonders wichtig: Achten Sie immer darauf, dass die Therapeutin oder der Therapeut mit der Behandlung ausnahmslos am Hals-Schulter-Bereich beginnt! Das gilt unabhängig davon, wo sich im Körper die eigentliche Stausituation befindet. Nur dann kann die Lymphe wirklich gut abfließen.*

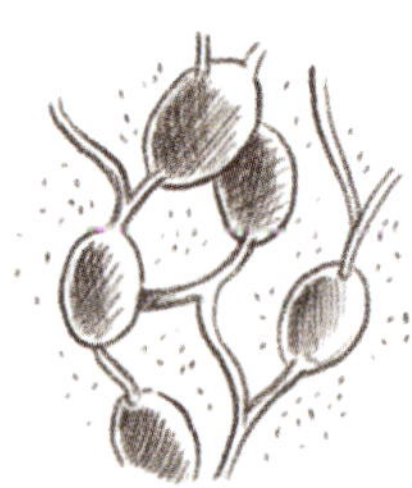

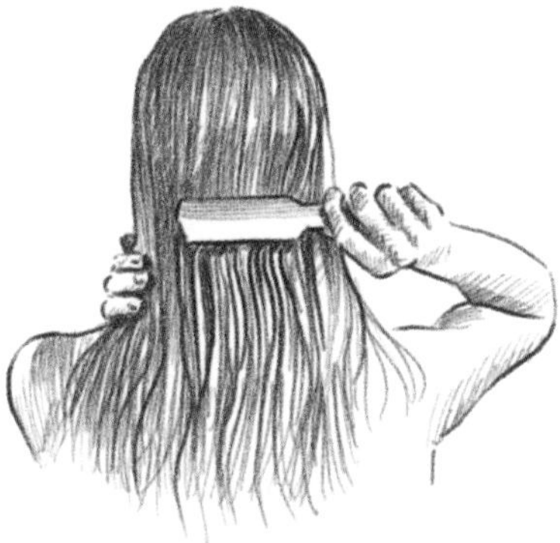

HAARPFLEGE

Haarpracht erwünscht!

Kurzes Haar, langes Haar, Locken, Fransen, Dauerwellen, ultrakurz rasierte Fast-Glatzen, Drei-Tage-Bärte, 300-Tage-Bärte, lila Strähnen und so weiter und so fort. Haare begegnen uns im Alltag in einer Vielzahl von Farben und Formen, dem jeweiligen Schönheitsideal und Modediktat folgend. Was Letzteres betrifft: Wir wünschen Ihnen von Herzen, dass Sie nicht Sklave einer Modeströmung sind, sondern immer genau jenen Haarschnitt finden, der zu Ihnen passt und beim Blick in den Spiegel zufrieden macht. Dabei kann Ihnen der Mondkalender eine große Hilfe sein. Und wenn schon »Mode«, warum nicht gegen den Strom?

Haare schneiden

IDEAL

Bei ***Löwe*** und ***Jungfrau***, gleichgültig, ob der Mond ab- oder zunimmt.

GÜNSTIG

Bei ***Widder, Stier, Steinbock, Waage*** und ***Schütze***, ebenfalls gleichgültig, ob der Mond ab- oder zunimmt.

Wenn Sie einen günstigen Zeitpunkt wählen, ist dichtes und gesundes Haar Ihr Lohn. Die Spitzen brechen und spalten sich nicht. Im Laufe der Zeit bekommen die Haare immer mehr Glanz, die Frisur hält besser. Auch der Haarausfall verringert sich, und die lästigen Schuppen bleiben aus.

NICHT SO GÜNSTIG

Krebs, Wassermann und ***Fische***.

Zum ungünstigen Zeitpunkt werden die Haare im Laufe der Zeit dünner und gleichzeitig widerspenstig. Fettige Haare werden noch fettiger, trockene Haare noch spröder. Die Gefahr der

Schuppenbildung wächst. Man fühlt sich wie im Hamsterrad: viel Aufwand, kein ansprechendes Ergebnis. Nasenhaare, immer bei Fische geschnitten, wachsen im Laufe der Zeit dünner nach und pieksen dann nicht mehr.

Tipps und Anmerkungen

› *Die Mondphase ist beim Haareschneiden nicht so wichtig. Bei zunehmendem Mond geschnitten, wachsen Haare etwas schneller, bei abnehmendem Mond etwas langsamer. Nur bei abnehmendem Mond zu schneiden, um seltener zum Friseur gehen zu müssen, können wir nicht empfehlen, weil bei manchen die Haare stumpf werden und sich spalten.*

› *Ein Schuss Essigwasser zur letzten Spülung nach dem Haarewaschen ist eine sehr gute Idee! Gut für die Haarwurzeln, gut für den Glanz.*

› *Ein Wort zum Thema »Haarverlust«: Es gab noch nie so viele Männer mit Glatze wie heute. Betrachten Sie einmal alte Fotos aus der Zeit vor etwa 1940. Sehr selten werden Sie dort Männer mit Glatze sehen.*

Neben erblich bedingtem Haarausfall sind meist Lebensstil und Ernährungsweise für Haarausfall verantwortlich. Bevor Sie sich jetzt falsche Hoffnungen machen: Die folgenden Hinweise können den Haarausfall nur zum Stillstand bringen und das verbliebene Haar kräftigen. Abgestorbene Haarwurzeln lassen sich nicht wiederbeleben! Alle diesbezüglichen Versprechungen der Kosmetikindustrie leeren nur Ihren Geldbeutel.

Hier ein paar Tipps, die funktionieren:

1. *Handeln Sie früh genug.*
2. *Massieren Sie die Kopfhaut mit Brennnesselwasser.*
3. *An Löwe-Tagen Haare schneiden.*
4. *Meiden Sie einen Ernährungsstil, der dem Haarboden Mineralien entzieht.*

Tipp Nummer 4 ist leider nicht ganz so leicht umzusetzen wie die Tipps 1 bis 3. Kopfhaare verlassen uns nämlich oftmals, weil der Körper zu wenig Vitamine und Mineralien bekommt. Bei Frauen führt ein solcher Mangel zu Orangenhaut an den Oberschenkeln, während bei Männern die Mineralien-Hauptspeicher geleert werden. Einer der wichtigsten Speicher ist der Haarboden. Der Körper bedient sich aus dieser

Vorratskammer, weil wir sonst in kurzer Zeit Nierenkoliken, Vergiftungs- und Ausscheidungsprobleme bekommen würden. Sich über Jahre und Jahrzehnte falsch zu ernähren, führt also zwangsläufig zu Haarausfall. Das ist es, was vererbt wird: die Ernährungsgewohnheiten. Und welche Nahrungsmittel sind es im Speziellen, die uns der Vitamine und Mineralien berauben? Es sind die üblichen Verdächtigen, die uns übersäuern und den Hormonhaushalt aus dem Gleichgewicht bringen: alle Milchprodukte, Süßigkeiten, Alkohol und tierisches Eiweiß. In zweiter Linie tragen auch Tabak und Medikamente (speziell langfristig eingenommene) zu Haarausfall bei.

Was auch immer den Körper veranlasst, mehr Mineralien zu mobilisieren, als ihm im Augenblick auf normalem Wege zur Verfügung stehen, um zu entgiften und zu neutralisieren – das ist es, was die Haare auf Nimmerwiedersehen verschwinden lässt.
Zusammengefasst lässt sich sagen: Essen Sie vitamin- und mineralreiche Nahrungsmittel wie Bio-Früchte und Bio-Gemüse und gehen Sie an Löwe-Tagen zum Haareschneiden – und Sie werden sich freuen, wie schön und gesund Ihre Haare werden und bleiben. Allerdings ist Geduld gefragt: Haare

werden nicht über Nacht dünn, und sie erholen sich auch nicht über Nacht. Bis zu einer kräftigen Mähne – zum richtigen Zeitpunkt geschnitten und von innen gut ernährt – dauert es etwa ein Jahr. Keine Angst: Die ersten Zeichen des Erfolgs, die Ihnen Mut machen werden, erkennen Sie schon sehr bald.

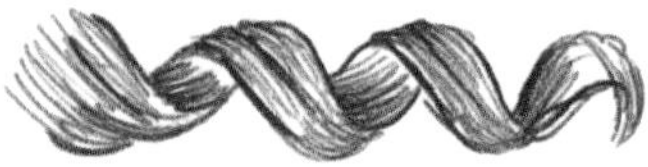

Dauerwelle legen

Die Dauerwelle, ein Friseurklassiker – manchmal belächelt, oft bewundert und immer ein wenig nostalgisch, hat die Dauerwelle ihren festen Platz in der Welt der Frisuren. Sie verwandelt glattes Haar in eine wilde Mähne voller Volumen und Bewegung. Dauerwellen haben auch ihren Platz in der Geschichte der Mode. Von den glamourösen Hollywood-Stars der 1950er-Jahre bis zu den wilden Frisuren der 1980er – Dauerwellen sind ein Stück Nostalgie, das wir in unser modernes Leben bringen können. Und auch bei Dauerwellen hat der Mond ein Rezept parat.

IDEAL

Bei ***Jungfrau.***

Wenn Sie einen günstigen Zeitpunkt wählen, erhalten Sie eine schöne Dauerwelle und die Haare werden nicht allzu sehr strapaziert. Die Dauerwelle hält lange, ohne kraus zu werden. Obendrein lassen sich die Haare leichter kämmen. Mit am wichtigsten: Man kann auf harte Chemiebomben verzichten, die das Haar langfristig zerstören.

UNGÜNSTIG

Bei ***Löwe***.

SEHR UNGÜNSTIG

Bei ***Krebs, Wassermann*** und ***Fische***.

Zum ungünstigen Zeitpunkt werden die Haare oftmals zu kraus und sind nicht mehr zu bändigen. Manchmal findet der Kamm nicht mehr den Weg durch den Dschungel. So wird häufig zu chemischen Mitteln gegriffen, wodurch die Haare immer dünner werden und die Haarspitzen brechen.

Tipps und Anmerkungen

› Der richtige Zeitpunkt leistet beim Legen einer Dauerwelle beste Dienste. Eine Ausnahme bestätigt die Regel, und hier ist sie: Wenn Sie sehr dichtes Haar haben, hält eine Dauerwelle meist von vornherein nicht so gut. Diese Erfahrung haben Sie sicher schon gemacht. Deshalb hier unser Tipp: Gehen Sie ausnahmsweise bei Löwe zum Friseur. Normalerweise bekommt man bei Löwe eine zu starke »Löwenmähne«, deshalb sind ja auch die Jungfrau-Tage ideal für die Dauerwelle. Dennoch sollten Sie Löwe nutzen, wenn Sie dichtes, schweres und langes Haar haben.

› Geben Sie dem letzten Spülwasser nach dem Haarewaschen einen kleinen Schuss Essig bei, dadurch wird das Haar schön glänzend. Gerade dauergewelltes Haar wäre sehr dankbar für diese Spülung.

Haare färben

Haare färben – eine Praxis, die so alt ist wie die Eitelkeit selbst. Von Cleopatra über Marilyn Monroe bis hin zu den heutigen Influencern auf Instagram:

Das Haarefärben hat uns über die Jahrhunderte hinweg begleitet und unseren Köpfen farbenfrohe Veränderungen beschert. Haare zu färben, ist mehr als nur Kosmetik. Es ist eine Möglichkeit, sich selbst auszudrücken. Es erlaubt uns, mit unserer Identität zu spielen und verschiedene Aspekte unserer Persönlichkeit zu erkunden.

Weil wir immer wieder danach gefragt werden: Die Wirkung des Mondes ist hier nicht sehr tiefgreifend. An sich ist es recht einfach:

> Bei ***zunehmendem Mond*** hält Haarfarbe etwas länger und die Farbe ist etwas intensiver. Bei abnehmendem Mond gefärbt, wäscht sich Farbe etwas schneller aus und verschmutzt öfter auch Kleidungsstücke, Kragen und dergleichen.
>
> Meistens geht es ja nur darum, ein wenig herumzuexperimentieren, und manche tragen jede Woche eine andere Farbe im Haar. Kein Problem: Auch hier wäre es sinnvoller, bei ***zunehmendem Mond*** zu färben, weil die Farbe besser haftet und so die Kleidung schont.

Tipps und Anmerkungen

› Sie wollen stark angegraute Haare färben? Lassen Sie die Haare bei abnehmendem Mond schneiden und auch gleich färben. Die Farbe hält zwar nicht so lange wie bei zunehmendem Mond, dafür aber sieht man den hellen Ansatz nicht so schnell. Auch der Kontrast fällt nicht so stark auf. Eine längere Haltbarkeit der Farbe ist in diesem Fall ja nicht notwendig, weil der Ansatz ohnehin gleich wieder nachgefärbt werden muss. Sie sparen sich so den einen oder anderen Friseurbesuch. Bei nahezu weißem Haar wäre eine weiche Tönung sinnvoller, als die Haare richtig zu färben. Das ist jedoch reine Geschmackssache und liegt in Ihrem Ermessen.

Epilieren

Auf den vorigen Seiten haben wir beschrieben, wie Sie mit Hilfe des Mondkalenders Ihrem Haupthaar Kraft und Fülle verleihen können. Jetzt soll es ums Gegenteil gehen, nämlich darum, wie Sie das eine oder andere unerwünschte Härchen am Körper so behandeln können, dass es nur noch langsam, dünn und schwächlich nachwächst. Gleichgültig, ob es ästhetisches Empfinden oder das gerade gültige Modediktat so verlangen. »Epilieren« – so nennt man im Kosmetikstudio die Prozedur, mit deren Hilfe man solche Härchen an der Wurzel packt, im wahrsten Sinne des Wortes. Ein Epiliergerät ist ein kleiner Apparat, der aussieht wie eine Mischung aus einem elektrischen Rasierer und einem Mini-Rasenmäher. Dieses Gerät zupft die Haare aus, eine Wurzel nach der anderen, und hinterlässt eine glatte Haut. Manche sagen, es sei wie eine intensive Massage – nur dass man danach keinen entspannenden Effekt, sondern seidig glatte Haut hat. Die Vorteile: glatte Haut und weniger Haarwuchs, kein tägliches Rasieren mehr, keine Stoppeln am nächsten Tag – einfach nur seidig weiche Haut.

IDEAL
Bei ***abnehmendem Mond*** im Tierkreiszeichen **Steinbock**.

GÜNSTIG
Bei ***abnehmendem Mond*** im Tierkreiszeichen ***Fische*** sowie grundsätzlich im ***abnehmenden Mond***, jedoch nicht in ***Löwe*** und ***Jungfrau***.

Wenn Sie einen günstigen Zeitpunkt wählen, wachsen unerwünschte Haare nicht mehr so rasch nach. Bei abnehmendem Mond in Steinbock regelmäßig enthaaren, und es kann geschehen, dass die Haare gar nicht mehr nachkommen. Vorsicht: Bei Augenbrauen ist das nicht immer von Vorteil, weil sich die Mode ändert. Sich während eines Friseurtermins zum richtigen Zeitpunkt gleichzeitig die Augenbrauen machen zu lassen, ist keine gute Idee, weil bei Löwe die Augenbrauen noch mehr wuchern.

UNGÜNSTIG

Löwe und Jungfrau.

SEHR UNGÜNSTIG

Bei zunehmendem Mond in Löwe und Jungfrau.

Zum ungünstigen Zeitpunkt wachsen die Haare schnell nach und können sogar kräftiger und dichter werden. Das macht nicht nur unnötig mehr Arbeit und kostet Zeit, Sie verschwenden auch Ihr Geld. Epilieren Sie die Beine zum falschen Zeitpunkt, kommt es zu einem unangenehmen Pieken. In der Bikinizone kann sich die Stelle leicht bis stärker entzünden, und es dauert Tage, bis sich die Haut wieder beruhigt hat. Alle Haaransätze sind gereizt.

Tipp

› Ein heißes Bad vor dem Epilieren öffnet die Poren und macht das Haar leichter zu entfernen. Das Gerät langsam und gleichmäßig bewegen, niemals zu hastig – wie ein Zen-Meister beim Meditieren. Einige schwören auf das Epilieren unter der Dusche, da das Wasser den Schmerz lindert. Andere wiederum bevorzugen es, auf trockener Haut zu epilieren, um besser sehen zu können, wo sie bereits epiliert haben.

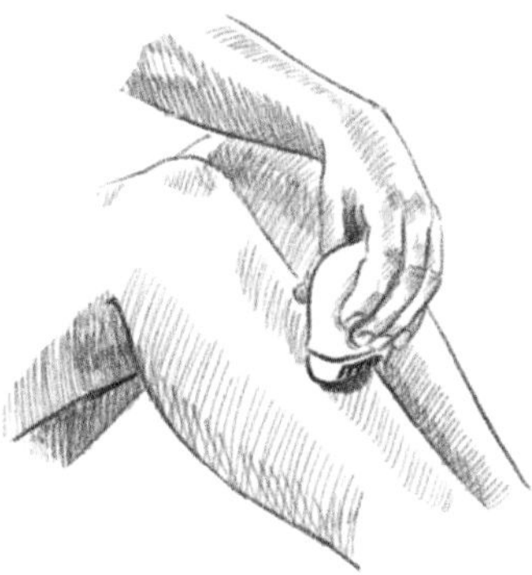

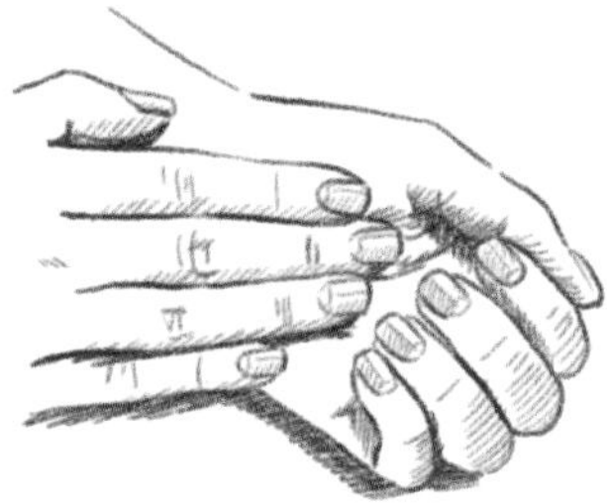

NAGELPFLEGE
Pflege mit Hand und Fuß

Ein essenzieller Teil jeder Körperpflege-Routine ist die Nagelpflege. Es ist erstaunlich, wie diese kleinen Keratin-Plättchen an unseren Fingern und Zehen so viel Aufmerksamkeit und Pflege verlangen können. Und es ist auch eigentlich kein Wunder, dass es heute viel mehr Nagelstudios gibt als noch vor kurzer Zeit. Gepflegte Nägel sind die Visitenkarte Ihrer Hände. Sie vermitteln den ersten Eindruck und sagen viel über Ihre Persönlichkeit aus. Von der perfekten Maniküre bis hin zu aufwendigen Nageldesigns – Ihre Nägel können zu kleinen Leinwänden werden, auf denen Sie Ihre Kreativität ausleben können.

Eine Maniküre ist wie ein kleiner Wellness-Urlaub für Ihre Hände. Man nimmt sich Zeit für sich selbst, entfernt die alten Lackschichten, feilt, poliert und massiert. Es ist, als würde man seine Hände auf eine luxuriöse Spa-Reise schicken, ohne das Haus zu verlassen. Zusammengefasst: Nagelpflege ist mehr als nur eine ästhetische Maßnahme. Sie ist fast eine Kunstform, eine Selbstpflege-Routine, eine Gesundheitsvorsorge und ein Mittel zur Stressbewältigung. Gepflegte Nägel sind ein Zeichen von Selbstachtung und Liebe zum Detail.

IDEAL

Immer ***freitags nach Sonnenuntergang***, gleichgültig bei welchem Mondstand.

GÜNSTIG

Bei **Steinbock.**

Wenn Sie einen günstigen Zeitpunkt wählen, verschwinden fast alle Nagelprobleme, die Nägel werden fest und brechen kaum noch. Besondere Nagelpflegemittel sind überflüssig. Selbst bei gröberer Handarbeit bekommen Sie keine Probleme mehr. Nicht vergessen: Der richtige Zeitpunkt ist das eine Geheimnis gesunder Nägel. Eine menschengerechte Ernährung mit Bio-Lebensmitteln das andere!

UNGÜNSTIG

Zwillinge, Krebs und ***Fische*** sowie jeder ***Samstag***, außer wenn gerade ***Steinbock*** herrscht – dann ist der Samstag neutral.

Zum ungünstigen Zeitpunkt reißen die Nägel oft ein, brechen ständig ab oder spalten sich. Selbstverständlich kann man nicht immer nur am Freitag Nagelpflege betreiben, aber andere Tage sollten die Ausnahme bleiben! Wenn Sie die Nägel zum falschen Zeitpunkt versorgt haben, feilen Sie sie am Freitagabend kurz nach, auch wenn es nicht nötig scheint. Vielleicht sind Nagelprobleme auch deshalb so verbreitet, weil Nägel häufig zum ungünstigsten Zeitpunkt gepflegt werden, nämlich an Samstagen.

Eingewachsene Nägel

Eingewachsene Nägel treten auf, wenn die Seiten oder Ecken eines Nagels, meist am großen Zeh, in die Haut hineinwachsen. Die häufigste Ursache ist das falsche Schneiden der Nägel: Zu kurzes Schneiden oder rundes Schneiden der Nägel kann dazu führen, dass die Nagelränder in die Haut hineinwachsen. Auch unpassendes Schuhwerk lässt die Nägel einwachsen, weil zu enge oder zu kleine Schuhe unnatürlichen Druck auf die Zehen ausüben. Manche Menschen haben von Natur aus gekrümmte oder dicke Nägel, die eher dazu neigen, einzuwachsen. Eingewachsene Nägel können schmerzhaft sein und zu Infektionen führen, wenn sie nicht richtig behandelt werden. Ein großer Schritt zur Behebung des Problems sind die Regeln vom richtigen Zeitpunkt jeglicher Form der Behandlung.

GÜNSTIG

Bei ***zunehmendem Mond***, außer in ***Fische***.

Wenn Sie einen günstigen Zeitpunkt wählen, wachsen die Nägel schön nach und bleiben schmerzfrei. Wichtigste Voraussetzung neben dem richtigen Zeitpunkt: Die Prozedur muss genau eingehalten werden. Folgen Sie also in erster Linie den Anweisungen des Arztes und lösen Sie den Verband nicht zu früh.

UNGÜNSTIG

Bei ***abnehmendem Mond***.

SEHR UNGÜNSTIG

Bei ***abnehmendem Mond*** in ***Fische.***

Zum ungünstigen Zeitpunkt wachsen die behandelten Nägel erneut ein und schmerzen. Entzündungen kehren immer wieder zurück. Die Schuhe drücken schmerzhaft. Manchmal sind die Entzündungen so stark, dass sie mit Antibiotika behandelt werden müssen.

Tipp

› Die Ausnahme von den Regeln bildet die gänzliche Entfernung des Nagels: Der kleine Eingriff verläuft bei abnehmendem Mond erfolgreicher (dabei möglichst die Fische-Tage meiden).

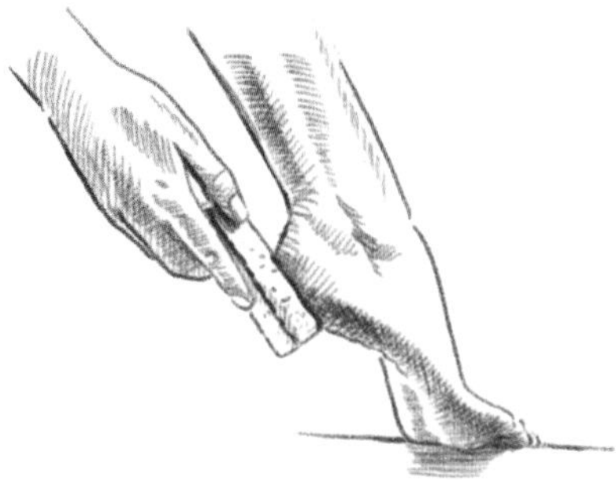

HORNHAUTENTFERNUNG

Aus dick mach dünn

Unsere Füße, die uns durchs Leben tragen, sind ständigem Druck und Reibung ausgesetzt, meist durch Schuhwerk, das eben nicht wie ein Handschuh passt.

Hornhaut ist die clevere Art und Weise unseres Körpers, sich zu sagen: »Kein Problem. Ich werde einfach eine zusätzliche Schutzschicht aufbauen.« Wie eine natürliche Rüstung für unsere Füße. Doch wie bei jeder Sicherheitsvorkehrung gibt es auch hier einen Haken. Wenn dieser Schutz zu dick wird, kann er unangenehm werden, Druckstellen verursachen und das Gehen zu einer weniger angenehmen Erfahrung machen.

Werkzeuge, um das Problem manuell anzugehen, gibt es viele. Von Bimssteinen bis zum elektrischen Hornhautentferner. Man könnte fast meinen, die Hornhautentfernung sei ein sportlicher Wettkampf, bei dem derjenige gewinnt, der die glattesten Füße hat. Der wahre Triumph der Hornhautentfernung ist das Gefühl danach. Wenn die Füße glatt, weich und bereit für die Welt sind, kann man wieder schmerzfrei gehen, die Lieblingsschuhe tragen und das Leben in vollen Zügen genießen, ohne sich Sorgen machen zu müssen, dass die Füße einem Strauß getrockneter Blumen ähneln. Eine Hornhautentfernung ist ein kleiner Akt der Selbstpflege, der uns dabei hilft, unsere Füße in Topform zu halten. Ihre Füße werden es Ihnen danken.

IDEAL

Bei ***abnehmendem Mond*** inklusive ***Neumond***, außer in ***Fische***.

Wenn Sie einen günstigen Zeitpunkt wählen, bleibt die Haut lange Zeit geschmeidig und weich. Die Hornhaut kommt zudem nicht in derselben Stärke nach. Nach der Behandlung zum richtigen Zeitpunkt sind die Stellen (meist die Fersen) schnell wieder belastbar und kaum empfindlich. Feine Strümpfe gehen nicht mehr so schnell kaputt. Im Sommer sehen die Fersen in offenen Schuhen oder barfuß schön gepflegt aus. Hosensäume bleiben nicht mehr hängen, es gibt keine Druckstellen.

UNGÜNSTIG

Bei ***zunehmendem Mond*** und bei ***abnehmendem Mond*** in ***Fische***.

SEHR UNGÜNSTIG

Bei ***zunehmendem Mond*** in ***Fische*** und generell während der ***drei Tage vor Vollmond*** inklusive ***Vollmond***.

Zum ungünstigen Zeitpunkt kommt die Hornhaut schnell wieder nach, und wenn man Pech hat, härter und dicker als zuvor. Feilt man nur ein wenig zu viel ab, droht eine Entzündung.

Die behandelten Flächen sind sehr empfindlich gegen Druckstellen. Nach einer Behandlung bleibt ein brennendes Gefühl. Es können sehr lästige Stellen entstehen, weil kleine Hautecken hochstehen. Bei Steinbock wird die Haut hinterher meist glatt, aber härter, bei Fische ist sie danach zu empfindlich.

Tipp

› Auch wenn Sie ausschließlich fußgerechte Schuhe besitzen, sollten Sie das Schuhwerk, wenn möglich, mindestens zwei- oder dreimal am Tag wechseln. Oft kommt es aber auch an ganz unterschiedlichen Stellen der Fußsohle zu starker Hornhautbildung. Ein guter Fußreflexzonenmasseur erkennt dann sofort, wo Sie geschwächte oder gar kranke Organe haben.

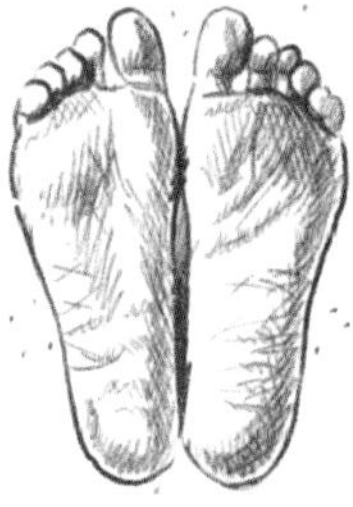

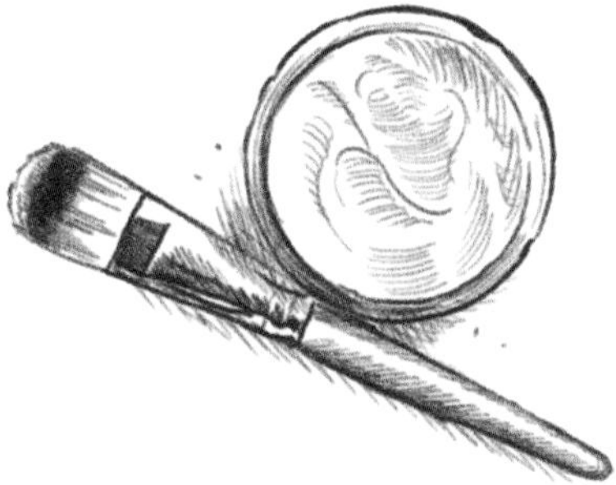

PEELING

Der Haut auf den Grund gehen

Wie fühlt sich wohl ein Schmetterling, kurz nachdem er die Enge seiner Puppe verlassen hat? Biologen werden die Frage wohl eines Tages beantworten können, aber das Gefühl dürfte ähnlich dem eines sanften Peelings sein. »Peeling« – das ist im Grunde nichts anderes als das Entfernen abgestorbener Hautzellen. Unsere Haut produziert ja zu jedem Zeitpunkt fleißig neue Zellen und lässt die alten einfach auf der Oberfläche herumlungern. Bis sie sich von selbst lösen und zum großen Teil bei der normalen Hautreinigung im Ausguss landen. Oder eben gründlich entfernt werden mit einer der verschiedenen Peeling-Methoden. Ein mechanisches Peeling soll die Elastizität und Festigkeit der Haut erhöhen und die Poren verkleinern. Die Tiefe der Falten reduziert sich und die Wirkstoffaufnahme der Haut wird optimiert.

Meist wird ein Peeling an Gesicht, Händen und Dekolleté angewendet, ein oberflächliches Peeling auch als Ganzkörperbehandlung. Bei mechanischen Peelings kommen kleine Körnchen oder Bürsten zum Einsatz, um die Haut zu schrubben. Unter anderem verwendet man Salzkristalle, Zuckerkristalle, Tonerde, Sand, ja sogar Kaffeesatz (in Japan beliebt!) und zerstoßene oder zermahlene Kerne von Pfirsichen oder Aprikosen. Die goldene Regel lautet: Alles in Maßen. Einmal pro Woche ist für die meisten Menschen völlig ausreichend. Peeling ist eine Kunst, sie erfordert das richtige Maß an Wissen, Technik und Feingefühl. Ihre Haut wird es Ihnen danken, wenn sie mit Liebe, Respekt und einem gelegentlichen Peeling behandelt wird. Wie immer lautet die Grundregel: Der Haut helfen, nicht sie in Abhängigkeit führen. Und das am besten zum richtigen Zeitpunkt.

> IDEAL
> Bei ***abnehmendem Mond*** in ***Widder*** oder ***Steinbock***.

GÜNSTIG

Bei ***abnehmendem Mond*** inklusive **Neumond**.

Wenn Sie einen günstigen Zeitpunkt wählen, lösen sich die abgestorbenen Hautschuppen mühelos und es kommt zu keinen Reizungen. Die Haut wirkt sauber und geschmeidig. Die geglättete Oberfläche verhindert, dass die Poren gleich wieder verstopfen, sie werden enger und Feuchtigkeitscremes werden besser aufgenommen.

UNGÜNSTIG

Bei ***zunehmendem Mond*** inklusive **Vollmond**.

SEHR UNGÜNSTIG

Bei ***zunehmendem Mond*** oder **Vollmond** in **Löwe**.

Zum ungünstigen Zeitpunkt wird die Haut gereizt, ohne wirklich feiner zu werden. Als Folge können sich kleinere Entzündungen bilden. Manchmal greift man zu intensiveren Maßnahmen, aber Chemiekeulen haben auf unserer Haut nichts verloren. Die Gefahr bleibender Schäden und Narben ist nicht zu unterschätzen. Oft vergrößern sich die Poren dauerhaft.

AKNE
Ein Feuer von innen

Starke Akne erfordert ärztlichen Rat und eine Ernährungsumstellung! Zu ihrer erfolgreichen äußerlichen Behandlung eignen sich die verschiedensten Kräuter, ätherischen Öle und Elixiere. Welches oder welche Kombination am meisten Erfolg verspricht, das müssen Sie allerdings im Einzelfall herausfinden.

Tipps und Anmerkungen

› Zur Gesichtswäsche eignen sich zum Beispiel Walnussblätter oder Löwenzahnwurzeln. Setzen Sie sie etwa 12 Stunden lang in kaltem Wasser an. Anschließend abseihen und erwärmen oder kalt zur Gesichtswaschung verwenden. Sinnvoll ist diese Behandlung bei abnehmendem Mond.

› Teebaumöl ist ein Superman unter den Hausmitteln, nicht nur bei Akne. Ein Tropfen hier, ein Tropfen da, und oft schmelzen Pickel wie Eis in der Sonne. Bitte aber sparsam anwenden.

› Aloe Vera ist eine Königin der Hautpflege. Ihre beruhigenden und heilenden Eigenschaften sind legendär. Ein wenig Aloe-Vera-Gel auf die betroffenen Stellen und die Haut fühlt sich sofort besser an.

› Akne nur von außen zu behandeln, packt jedoch die Ursache nicht bei der Wurzel. Eine Blutreinigungskur, etwa mit Brennnesseltee, wäre sehr wichtig, damit das direkte Behandeln der Haut überhaupt sinnvoll werden kann und langfristig Erfolg hat. Diese Kur sollte bei abnehmendem Mond erfolgen. Der Brennnesseltee darf dabei nicht länger als 90 Sekunden ziehen.

› Viel Obst, Gemüse und ausreichend Wasser helfen, die Haut klar zu halten. Das wichtigste Mittel gegen Akne – Geduld. Kein Mittel wirkt über Nacht (auch wenn es die Verpackung verspricht). Die Haut braucht Zeit, um sich zu beruhigen und zu heilen.

GÜNSTIG
Bei **abnehmendem Mond.**

SONNENBADEN
Die Sonne als Freund

Vielleicht überrascht es Sie, doch bei den folgenden Tipps zum richtigen Zeitpunkt des Sonnenbadens sprechen wir eigentlich nur Warnungen aus. Aber das hat gute Gründe. Nichts ist gegen eine gesunde Bräune einzuwenden. Die Strahlen der Sonne gehören zur wirkungsvollsten Medizin für uns Menschen, sie können jedoch auch viele Probleme verursachen. Die Schwierigkeit dabei: Von dieser Medizin genügt eine geringe Dosis, um die Grenze zwischen »genug« und »viel zu viel« zu überschreiten.

Etwas Merkwürdiges fällt hier auf: Bei den Mitgliedern der Berufsgruppen, die vorwiegend unter freiem Himmel arbeiten – Bauarbeiter, Landwirte, Förster und so weiter –, stieg die Hautkrebsrate in den letzten 50 Jahren vergleichsweise langsamer an. Und siehe da: Die meisten von ihnen verzichten aus unterschiedlichen Gründen auf die üblichen Sonnenschutzmittel! Zum einen ist eine erwünschte Eigenschaft dieser Cremes für sie ohne Bedeutung: Sie möchten nicht möglichst schnell braun werden! Zum anderen bedienen sie sich häufig weit besserer

Sonnenschutzmaßnahmen, nämlich heller Kleidung und breitkrempiger Hüte, und sie wissen, wann es Zeit ist, sich zu bedecken. Sie haben noch nicht durch Sonnenschutzmittel ihr Gespür für das »Zuviel« verloren. Wir sind sicher, Sie können aus diesen Zusammenhängen Ihre eigenen Schlüsse ziehen und wundern sich nicht mehr über die folgenden Regeln zum Sonnenbaden.

GÜNSTIG

Wenn Sie einen günstigen Zeitpunkt wählen, haben Sie sich wahrscheinlich gerade entschieden, sich in den Schatten zu legen. Sonnenbaden ist vielleicht die einzige »Tätigkeit«, die keinen günstigen Zeitpunkt im Mondrhythmus kennt, dafür aber viele ungünstige. Und das sicher nicht ohne Grund ...

UNGÜNSTIG

Bei ***zunehmendem* Mond** in **Löwe** oder **Steinbock** und bei ***zunehmendem* Mond** inklusive **Vollmond**.

SEHR UNGÜNSTIG FÜR ALLE HAUTTYPEN

Immer bei **Krebs**. Bei ***zunehmendem* Mond** und **Vollmond** in **Steinbock, Löwe, Schütze** und **Widder**.

SEHR UNGÜNSTIG FÜR HELLE HAUTTYPEN
Immer bei ***Krebs***. Bei ***zunehmendem Mond*** und ***Vollmond*** in ***Steinbock, Löwe, Schütze, Widder, Zwillinge, Waage*** und ***Wassermann***.

Zum ungünstigen Zeitpunkt steigt die Gefahr von Sonnenbrand und in der Folge auch die Gefahr von bösartigen Hautveränderungen. Billige Sonnenschutzmittel erhöhen das Risiko zusätzlich. Die routinemäßige Verwendung von Deo-Stiften und Deo-Sprays vor dem Sonnenbad ist gefährlich, weil sie das Erhitzen nicht vertragen und gesundheitsschädliche chemische Umwandlungen stattfinden (Aluminium als Inhaltsstoff ist am schädlichsten).

Tipps und Anmerkungen

› *Längere Sonnenbäder sind für jeden Hauttyp ein Übel, aber am schädlichsten ist das Einschlafen in praller Sonne. Eine Viertelstunde schlafend ist schlimmer als eine Stunde im Wachen zu »braten«.*

› *Die Haut besitzt eine natürliche Schutzfunktion gegen intensive Sonnenstrahlen, vorausgesetzt, man überlastet sie nicht durch die Dauer der Bestrahlung! Sonnenschutzmittel unterstützen diesen Eigenschutz nicht, sie ersetzen ihn! Das lässt zwangsläufig alle Hautbereiche, die ohnehin der Sonnenbestrahlung ausgesetzt sind (Hals, Arme, Gesicht, Beine, Dekolleté), noch empfindlicher werden und schneller altern.*

› *Dunkle Hauttypen sind grundsätzlich nicht ganz so empfindlich, aber helle Hauttypen sollten das Sonnenbad nicht länger als 10 Minuten genießen. Im Gebirge und am Strand kann sogar das schon zu viel sein.*

› *Inzwischen gibt es Belege, dass auch die heute weit verbreiteten »Sonnenallergien« in erster Linie auf Sonnenschutzmittel zurückzuführen sind – ausgelöst durch die Veränderung der enthaltenen chemischen Fettstoffe unter Hitzeeinwirkung. Besonders schlecht schneiden billige Sonnenschutzmittel mit hohem Schutzfaktor ab, denn sie sind fast alle hautschädigend. Besonders auf kleine Kinder wirken sie stark belastend.*

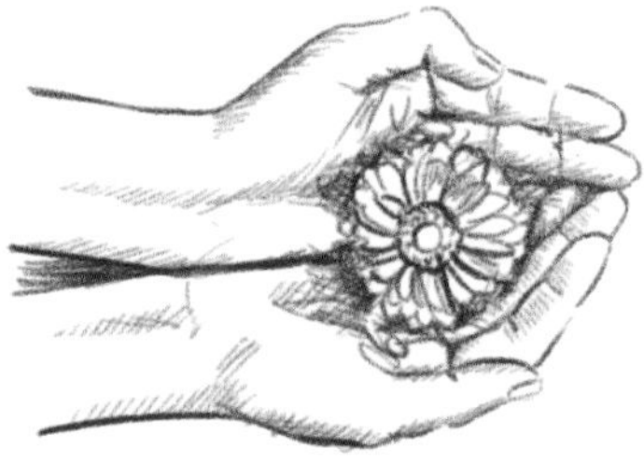

NATÜRLICHE INTIMPFLEGE
Rundum wohlfühlen

Ein Beispiel für die ungebrochene Wirkung von Tabus ist die Intimpflege. Wir haben erlebt, dass junge Mütter nicht wussten und nicht einmal im Krankenhaus erfuhren, dass man ein kleines Mädchen beim Wickeln immer von der Scheide in Richtung After säubert. Fragen Sie Kinderärzte. Sie können bestätigen, wie es um diese Dinge bestellt ist in unserer »aufgeklärten« Zeit.

Wir sprechen hier natürlich nicht über die Pseudo-Information zu Slipeinlagen und Tampons im Werbefernsehen, sondern über echte Notwendigkeiten und Zusammenhänge. Würde man der Werbung

Glauben schenken, müsste jede Frau allezeit von früh bis spät Slipeinlagen tragen. Und damit die Menstruation »dort aufgefangen wird, wo sie passiert«, müssten alle Frauen nicht Binden, sondern Tampons tragen. Nichts gegen Tampons, sie sind manchmal recht praktisch, aber denken Sie einmal in Ruhe darüber nach: Was geschieht, wenn der Zahnarzt Ihnen die weißen Rollen in den Mund schiebt, bevor er die Zahnfüllung einbringt? Was geschähe mit Ihrer Mundschleimhaut, wenn Sie diese weißen Walzen ständig im Mund tragen und immer dann austauschen, wenn sie sich vollgesogen haben? Glauben Sie wirklich, dass Schleimhäute dafür gedacht sind, ständig ausgetrocknet zu werden?

Glücklicherweise gibt es heute viele Frauen und Mädchen, die dazu stehen, wenn sie sie nicht vertragen, statt zu vermuten, dass mit ihnen »irgendetwas nicht stimmt«. Routinemäßig Slipeinlagen zu tragen, ist ebenso schädlich, auch deshalb, weil sich diese empfindsame Körperregion pausenlos mit den chemischen Stoffen auseinandersetzen muss, mit denen das Papier behandelt worden ist. Ein Teufelskreis beginnt, weil die Abwehrkräfte der Schleimhäute allmählich sinken.

Unser Rat: Tragen Sie Slipeinlagen nur, wenn Sie bald Ihre Periode bekommen oder am letzten Tag Ihrer Periode, wenn die Blutung noch nicht ganz vorüber ist.

Und tragen Sie nur Unterwäsche, die Sie auskochen können. Glauben Sie nicht, dass Sie dann auf langweilige weiße Baumwollhöschen angewiesen sind, die sich nach mehrmaligem Kochen in schlappe Fetzen verwandeln. Es gibt hochwertige Alternativen, die natürlich auch etwas kosten. Aber so viel sollten Sie schon für sich selbst übrighaben. Mehrfarbige und schwarze Slips vertragen zwar das Kochen nicht, aber Sie können sie heiß bügeln und erzielen fast denselben Effekt.

Regelmäßige Intimpflege sollte eine solche Selbstverständlichkeit sein, dass Sie sich schämen müssten, auch nur daran zu denken, Intimsprays zu benutzen. Für die empfindliche Schleimhaut sind sie in allen Fällen eine große Belastung. Es ist tausendmal besser, Sie bemühen sich um mehr Selbstvertrauen als Mensch, der zu sich selbst steht, mit allem, was dazugehört, statt sich von einer törichten Kosmetikindustrie das Selbstvertrauen stehlen zu lassen, nur um überflüssige Produkte loszuwerden.

Nehmen Sie also zur Intimpflege nur ausgesprochen natürliche, hautverträgliche Mittel ohne jede Konservierungsstoffe. Stark parfümierte Chemiebomben zur Intimpflege, Dauereinsatz von Slipeinlagen, Intim-Deos – diese Dinge haben nur dann eine Chance, wenn es der Industrie gelingt, den Kundinnen und Kunden einzureden, der natürliche Eigengeruch eines Menschen sei von vornherein etwas Unanständiges, Bekämpfenswertes. Würde dies gelingen, wäre es sehr schade. Denn ob Sie einen Menschen »riechen« können oder nicht – im Sinne von: ob Sie seine Anwesenheit suchen wollen oder nicht –, diese Information kann Ihnen die Nase dann nicht mehr geben. Im natürlichen Eigengeruch eines Menschen, den auch jeder gut und natürlich gepflegte Mensch ausströmt, steckt lebendige Information. Wenn Ihr Gespür erwacht ist, könnte Ihnen diese Information sehr viel sagen.

VOM SEGEN DES SITZBADES
Alte Heilweise neu entdeckt

Ein Sitzbad mag zwar wie eine veraltete Praxis aus der Zeit unserer Großeltern klingen, aber lassen Sie sich nicht täuschen. Das Sitzbad ist ein Alleskönner, der in unserer modernen Welt eine Wiederentdeckung verdient hat.

Sitzbäder sind nicht nur entspannend, sie sind auch heilsam. Ob Hämorrhoiden, Beschwerden nach einer Geburt oder einfach nur ein wunder Po – ein Sitzbad kann Wunder wirken. Es ist, als hätte Mutter Natur ein Heilmittel für all diese unangenehmen Probleme erfunden. Fügen Sie ätherische Öle, eine Handvoll Salz und vielleicht ein paar Blütenblätter hinzu, und schon haben Sie Ihr eigenes luxuriöses Badeerlebnis.

Ein Sitzbad ist einfach zu machen. Keine komplizierten Vorbereitungen, keine teuren Geräte. Alles, was Sie brauchen, ist eine Wanne, warmes Wasser und vielleicht ein paar zusätzliche Zutaten für den besonderen Touch. Setzen Sie sich einfach hinein und lassen Sie die Magie geschehen.

IDEAL
Bei **Skorpion**.

GÜNSTIG
Eigentlich immer.

Tipp

Als Kräuterzusatz eignen sich in unseren Breiten für Sitzbäder am besten:

- *Schafgarbe – wirkt stärkend und fördert generell das Wohlbefinden.*
- *Frauenmantel – ist grundsätzlich bei allen Frauenleiden die beste Pflanze.*
- *Kamille – wirkt in erster Linie entzündungshemmend.*
- *Hirtentäschel – besonders gut bei Frauenleiden und bei zu starken Regelblutungen.*

Im besten Fall haben Sie diese Kräuter frisch geerntet und einen kleinen Vorrat davon für den Winter angelegt. Aber auch im Reformhaus oder in der Apotheke erworbene Pflanzen tun ihre gute Wirkung.

Die Rezeptur: Überbrühen Sie eine Doppelhandvoll Kräuter mit etwa zwei bis drei Litern Wasser. Haben Sie Vertrauen bei der »richtigen« Menge der Kräuter. Exakte Mengenangaben betäuben nur Ihr Gefühl für das, was Sie persönlich brauchen, sowohl in der Küche als auch hier. Lassen Sie die Kräuter länger ziehen als bei Tees, nämlich ca. 15 Minuten lang. In der Zwischenzeit Badewasser einlaufen lassen (vorher heiß ausspülen). Dann das Sitzbad einlassen, Wasserspiegel nur bis zur Hüfte, nicht bis zum Bauch hinauf, und den abgeseihten Sud hineingeben. Sollten Sie sich im Wasser sehr wohlfühlen und das Wasser kühlt für Ihren Geschmack zu sehr ab, dann lassen Sie heißes Wasser nachlaufen. Ob Sie nach diesem Genuss duschen oder nicht, bleibt wieder Ihrem Gefühl überlassen. Viel Vergnügen wünschen wir!

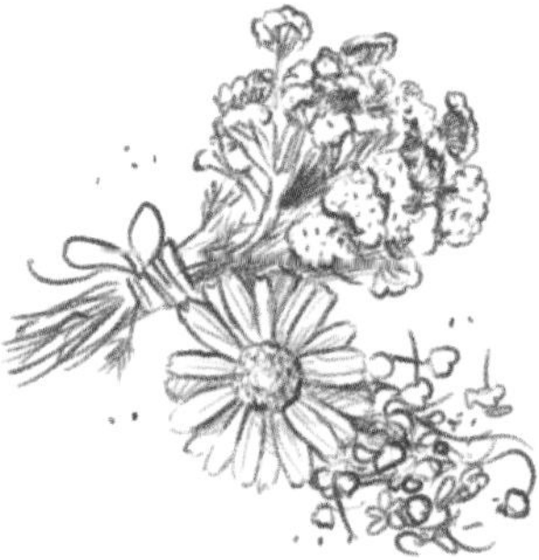

ZAHNPFLEGE *zum* RICHTIGEN ZEITPUNKT
... und Lächeln fällt leicht.

Wie bei der Haut, so auch bei den Zähnen: Zur Vorbeugung und Heilung wäre schon sehr viel gewonnen, wenn man auf eine natürliche, vitamin- und mineralstoffreiche Ernährung achtet. Selbst wenn das tägliche Zähneputzen ohne jedes Putzmittel erfolgt – bei vollwertiger Ernährung wären unsere Zähne nicht annähernd so geschädigt, wie es oft der Fall ist. Die gute Nachricht ist, dass die Kenntnis der Mondrhythmen auch bei der Pflege der Zähne von großem Nutzen sein kann. Die weniger gute Nachricht ist, dass ohne Zahnpflege-Disziplin auch der Mond nichts ausrichten kann. Der Mond weiß kein Patentrezept, das die tägliche Zahnpflege überflüssig macht. Aber er erleichtert Ihnen mit den folgenden Regeln den notwendigen Schritt, Ihren Zähnen zu geben, was sie brauchen.

Grundregeln für den Zahnarztbesuch

Wählen Sie für alle Besuche beim Zahnarzt Termine bei ***abnehmendem Mond*** und meiden Sie alle Tage, in denen der Mondkalender die Tierkreiszeichen **Widder** und **Stier** angibt. Der wichtigere Einfluss ist hierbei der abnehmende Mond.
Weil wir immer wieder danach gefragt werden: Diese Regel gilt auch für Implantate und alle Prozeduren, die damit in Zusammenhang stehen! Die Ausnahme bilden nur das Abnehmen von Abdrücken für Vollprothesen und das Anpassen von Zahnspangen. Das ist nach Erfahrungen von Zahnärzten erfolgreicher bei zunehmendem Mond, weil es viel seltener zu den gefürchteten Druckstellen kommt.

Tipps und Anmerkungen

› Als hervorragende, natürliche Zahnputzmittel eignen sich Meersalz, Brottrunk oder verschiedene Kräutertees (Salbei, Kamille bei Entzündungen, Hirtentäschel bei stärkerem Zahnfleischbluten), die allesamt sowohl Zahnbeläge entfernen als auch das

Zahnfleisch kräftigen. Das Kauen von Brombeerblättern bei Zahnfleischbluten ist ebenfalls ein gut wirksames Mittel.

› Eines der allerbesten Mittel zur täglichen Zahnpflege ist Buchenholzasche. Sie wirkt hervorragend und erfüllt alle Anforderungen, die die Zahnheilkunde an ein Putzmittel stellt. Auch ein fortgeschrittener Zahnfleischschwund kann mit ihr gestoppt werden, wenn die Massage- und Putzmethode stimmt. Häufen Sie einfach bei jedem Putzen einen Fingerhutvoll Asche auf den Waschbeckenrand und tauchen Sie die feuchte Bürste so lange in die Asche, bis sie aufgebraucht ist. Sie fühlt sich anfangs sandig und trocken im Mund an, lässt sich aber gut ausspülen.

› Zur Zahnputztechnik: Putzen Sie die Zähne nach den Hauptmahlzeiten und vor dem Schlafengehen. Nach dem letzten Putzen nichts mehr zu sich nehmen! Schon ein Schluck Limonade macht die gute Wirkung für die Nacht zunichte. Verwenden Sie keine zu große Bürste (besser zu klein als zu groß) und massieren Sie das Zahnfleisch immer in Richtung Gebiss, im Oberkiefer von oben nach unten, im Unterkiefer von unten nach oben.

Zahnsteinentfernung

Die günstige Zeit zur Zahnsteinentfernung ist der ***abnehmende Mond***, weil dann die Neubildung viel länger dauert. Ideal wären die **Steinbock-Tage** im abnehmenden Mond, doch das muss nicht unbedingt sein (nur von Dezember bis Juni). Unbehandelt führt Zahnstein zu Karies, Zahnfleischschwund und -entzündung und letztlich zu Zahnausfall.

Zahnfleischentzündung

Der günstigste Zeitpunkt für die Parodontosebehandlung ist der ***abnehmende Mond***, unter Meidung der **Widder-**, **Stier-**, **Fische-** und **Krebs-Tage.** Das verletzte Zahnfleisch heilt rasch ab, die Blutung hält sich in Grenzen.

Tipp

› Nehmen Sie bei nur leicht entzündetem Zahnfleisch eine weiche Zahnbürste und massieren Sie öfter am Tag mit fester Hand. Benützen Sie dazu nicht immer

Zahnpasta, sondern tauchen Sie die Bürste vorher in Salbeitee. Bei akuter Entzündung mit Kamillentee spülen und nur leicht bürsten. Die Behandlung einer Zahnfleischentzündung durch Zurückschneiden stark entzündeter Regionen ist nur eine vorübergehend wirksame Maßnahme, wenn Sie danach nicht die Ursache in den Griff bekommen. Je nachdem, welche Ursache Sie entdeckt haben: Wenn alles beim Alten bleibt, dann kehrt die Entzündung nach kurzer Zeit wieder zurück und Sie werden sich mit teurem Zahnersatz anfreunden müssen.

Amalgamentfernung

> Lassen Sie die Arbeit bei ***abnehmendem Mond*** vornehmen. Der Körper nimmt alle eingeatmeten und durch die Schleimhäute aufgenommenen Stoffe lange nicht so gut auf wie bei zunehmendem Mond.

Tipp

› Nach einer Amalgamentfernung: Lassen Sie sich von einem Heilpraktiker oder Arzt Ihres Vertrauens ein Mittel verschreiben, das die freigesetzten

Gifte an der Ablagerung im Körper hindert. Wenn Sie beispielsweise vor dem Ersetzen der Füllungen viel Milch (nicht pasteurisiert, nicht homogenisiert) trinken, kann das enthaltene Kasein verschlucktes Quecksilber binden und dabei helfen, es auszuscheiden. Generelle Entgiftungsmaßnahmen sollten in jedem Fall erst nach dem Auswechseln der letzten Füllung beginnen, bei abnehmendem Mond! Sie würden sonst die noch vorhandenen Füllungen »anlösen«, aufspalten und den Körper mit unnötig viel Gift belasten.

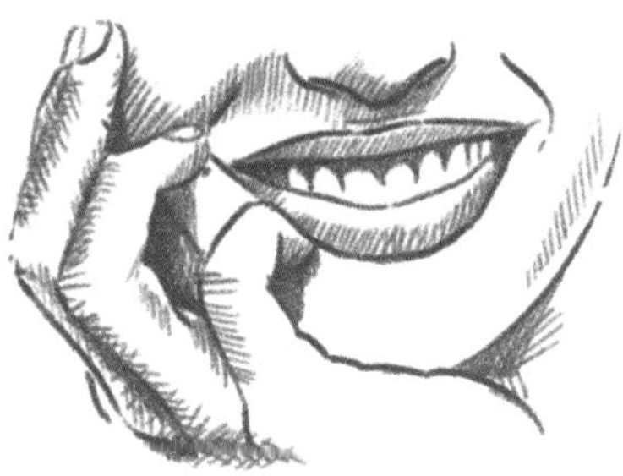

KOSMETISCHE EINGRIFFE
Der Natur nachhelfen

Zu den häufigsten Anfragen an uns zählt der Wunsch, den richtigen Zeitpunkt für eine der vielen Prozeduren, die man auch Schönheitsoperation nennt, zu erfahren. Vielleicht überraschend für viele Leserinnen und Leser halten wir uns mit Tipps zum Thema nicht zurück. Viele kennen ja unsere Einstellung, und persönlich würden wir einen solchen Weg nicht gehen. Wir lassen der Natur gerne ihren Lauf und nehmen die eine oder andere Falte im Gesicht nicht sonderlich ernst. Aber wir urteilen auch nicht. Narbenkorrekturen nach einem Unfall zum Beispiel und so manch andere Gründe sprechen dafür, die Zusammenhänge hier näher zu beleuchten und unterstützend zu wirken.

Bevor Sie allerdings viel Geld ausgeben, um Gesicht, Hüften, Brust, Haare oder Beine künstlichen Schönheitsidealen anzupassen, ist es vielleicht sinnvoll, darüber nachzudenken, ob es nicht einfacher geht. Eine Ernährungsumstellung zum Beispiel hat schon viele ästhetische Probleme gelöst und das Internet könnte Ihnen viele Vorher-Nachher-Bilder liefern, die das beweisen. Wenn Sie jedoch selbst zutiefst davon überzeugt sind, dass Sie eine solche Operation brauchen, dann sollen Sie die Termine kennenlernen, die dafür von Vorteil sind.

Brustkorrektur

GÜNSTIG
Bei ***abnehmendem Mond***, außer an **Krebs** und ***Löwe.***

Wenn Sie einen günstigen Zeitpunkt wählen, verläuft die Operation fast immer ohne Komplikationen. Die Beweglichkeit kehrt schneller zurück, Medikamente können bald reduziert oder abgesetzt werden. Die gefürchtete Überempfindlichkeit bleibt aus und es bleiben kaum sichtbare Narben zurück. Wichtig ist, sich nach der Operation zu schonen, auch wenn das neu gewonnene gute Gefühl den Tatendrang beflügelt.

UNGÜNSTIG
Bei ***zunehmendem Mond*** und immer an **Krebs** und ***Löwe.***

SEHR UNGÜNSTIG

Drei Tage vor Vollmond inklusive **Vollmond**.

Zum ungünstigen Zeitpunkt ist das Ergebnis manchmal nicht zufriedenstellend. Es können Komplikationen auftreten, die Wundheilung dauert länger, häufig bleibt über längere Zeit eine ausgeprägte Empfindlichkeit zurück. Nicht selten werden BHs nicht mehr vertragen oder lösen unangenehme Gefühle aus. Manchmal entstehen unschöne Narben und das Gewebe erholt sich nicht richtig.

Gesichts- und Halslifting

Liftings versprechen, Falten zu glätten, hängende Haut zu straffen und uns das jugendliche Strahlen zurückzugeben. Die Idee, den Alterungsprozess zu überlisten, ist verlockend. Die Realität kann jedoch ein wenig anders aussehen. Das bekannte »Überraschungsgesicht«, das manche nach einem Lifting zur Schau tragen, ist ein klassisches Beispiel dafür, dass weniger manchmal mehr ist. Gesichtsliftings sind zudem keine Spaziergänge im Park. Sie sind ernsthafte chirurgische Eingriffe. Der Gedanke, Wochen mit einem geschwollenen, bandagierten Gesicht herumzulaufen, ist nicht gerade verlockend. Aber in einer Welt, die von Jugend und Schönheit besessen ist, fühlen sich viele Menschen unter Druck gesetzt, jung auszusehen. Prominente und Influencer setzen oft unrealistische Schönheitsstandards, die Normalsterbliche dazu verleiten, drastische Maßnahmen zu ergreifen. Man möchte sich selbstbewusster fühlen und mit sich selbst zufriedener sein. Oft lässt man sich von äußeren Erwartungen und dem Wunsch nach Perfektion treiben, statt die natürliche Schönheit und Weisheit des Alterns zu akzeptieren. Lachfalten erzählen Geschichten von Freude, Krähenfüße zeugen von unzähligem Lächeln und eine runzelige Stirn von Gedanken und Sorgen, die uns geformt haben. Der Sinn eines Gesichtsliftings könnte darin liegen, diese Zeichen zu minimieren, wenn sie einem das Gefühl geben, älter auszusehen, als man sich fühlt. Sie können das Selbstbewusstsein steigern und einem das Gefühl geben, die Zeit zurückgedreht zu haben. Doch sie sind auch teuer, schmerzhaft und können zu unnatürlichen Ergebnissen führen. Die Entscheidung für oder gegen ein Gesichtslifting sollte gut überlegt und von realistischen Erwartungen geprägt sein. Und vor allem sollte man nie den Humor verlieren – denn am Ende sind es oft die kleinen Lachfalten, die uns wirklich menschlich machen. Wenn die Entscheidung gefallen ist, hier die günstigen Termine:

GÜNSTIG

Gesichtslifting: Bei ***abnehmendem Mond***, außer im Tierkreiszeichen ***Widder***. Halslifting: Bei ***abnehmendem Mond***, außer in ***Widder*** und ***Stier***.

Wenn Sie einen günstigen Zeitpunkt wählen, bestehen gute Chancen, dass die Narben völlig unsichtbar bleiben. Ein schnellerer Heilungsverlauf und ein geringeres Risiko für Komplikationen sind fast garantiert. Nach der Operation sind kaum Medikamente nötig. Schwellungen heilen schneller ab. Die Beweglichkeit der Gesichtsmuskeln bleibt eher erhalten und das steife »Barbiepuppen-Gesicht« bleibt aus.

UNGÜNSTIG

Bei ***zunehmendem Mond*** inklusive ***Vollmond*** und ***Neumond*** (wenn Neumond sehr früh am Tag eintritt) sowie in ***Widder*** und ***Stier***.

SEHR UNGÜNSTIG
Kurz ***vor Vollmond*** und ***an Vollmond***, besonders wenn gleichzeitig ***Widder*** oder ***Stier*** herrscht.

Zum ungünstigen Zeitpunkt können sich Komplikationen und Infektionen einstellen. Die Heilungs- und Genesungsphasen dauern in der Regel länger. Die Vernarbung verläuft eventuell nicht zufriedenstellend, Schwellungen und Verfärbungen halten länger an. Schmerzzustände stören die natürliche Entspannung. Häufig sind Nachoperationen nötig, und wenn dabei wieder zum falschen Zeitpunkt operiert wird, verschlimmern sich die Probleme.

Tattoos, Piercings und Permanent-Make-up

Tätowierungen: manchmal faszinierende Hautbilder, von manchen als Kunstwerke gesehen, von anderen als Jugendsünden. Es ist, als hätten Sie eine Leinwand, die Sie immer bei sich tragen.

Heute sind Tätowierungen weitgehend akzeptiert und gesellschaftlich anerkannt. Sie sind nicht mehr nur das Markenzeichen von Seefahrern und

Rebellen, sondern werden von Menschen aus allen Lebensbereichen getragen. Sie sind Kunst, Mutprobe und Modeschmuck in einem geworden. Doch sie sind auch eine dauerhafte Entscheidung, die gut überlegt sein will. Und ihr Ergebnis ist tatsächlich auch vom richtigen Zeitpunkt im Mondrhythmus abhängig. Die folgenden Regeln gelten auch für den Zeitpunkt des Entfernens eines Tattoos, aber es sei gesagt, dass ein wirklich spurloses Entfernen nicht möglich ist.

GÜNSTIG

Bei ***abnehmendem Mond***, außer **Steinbock**.

Wenn Sie einen günstigen Zeitpunkt wählen, sinkt die Gefahr von Entzündungen (vorausgesetzt, es wird steril gearbeitet). Permanent Make-up, Tätowierungen und Piercings verursachen Mikroverletzungen der Haut. Deshalb sollte immer auch das Tierkreiszeichen gemieden werden, das die behandelte Körperregion regiert (siehe Seite 17). Also beispielsweise Zwillinge meiden, wenn Arme und Hände tätowiert werden, beziehungsweise Wassermann, wenn die Unterschenkel an der Reihe sind.

UNGÜNSTIG
Bei ***zunehmendem Mond***.

SEHR UNGÜNSTIG
Bei ***zunehmendem Mond*** und ***Vollmond***
in ***Steinbock.***

Zum ungünstigen Zeitpunkt kommt es häufiger zu Entzündungen. Die Haut kann Dauerschäden davontragen, etwa in Form von Vernarbungen. Permanent Make-up wirkt unter Umständen asymmetrisch, was sich auch durch Nachschminken kaum ausgleichen lässt.

Grundregeln für kosmetische Eingriffe

Wir haben nur die häufigsten bei uns angefragten kosmetischen Eingriffe aufgeführt. Was die lange Liste weiterer möglicher Prozeduren auf diesem Gebiet betrifft (von Botox-Behandlungen über Narbenkorrekturen bis zur Fettabsaugung), so können Sie sich die folgende Grundregel merken:

GÜNSTIG

Bei ***abnehmendem Mond*** unter Meidung des Tierkreiszeichens, das die behandelte Körperzone regiert (siehe Tabelle Seite 17).

Nebenbei bemerkt: Wenn Sie einem Partner zuliebe an sich herumbasteln lassen beziehungsweise sogar auf seinen Wunsch hin, dann entschuldigen Sie jetzt bitte unsere Offenheit: Wer Sie liebt, würde Ihnen niemals eine Schönheitsoperation vorschlagen. Wenn doch, dann nehmen Sie die Beine in die Hand und verabschieden Sie sich von dieser Beziehung.

*

Damit sind wir am Ende unseres Streifzugs durch die vielen Möglichkeiten erfolgreicher Körperpflege angelangt. Lassen Sie uns schließen mit einigen Gedanken zum Thema, die, so hoffen wir, als Anstoß und Inspiration dienen können.

Nachwort

WAS IST SCHÖNHEIT?

Von der Schönheit

Und ein Dichter sagte: »Erzähle uns von der Schönheit.« Und er antwortete: »Wo werdet ihr Schönheit suchen und finden, wenn nicht sie selbst euer Weg und eure Führerin ist? Und wie könntet ihr von ihr sprechen, wenn nicht sie selbst eure Rede prägt?

Die Leidenden und Verletzten sagen: »Schönheit ist freundlich und sanft. Wie eine junge Mutter, scheu ein wenig ob ihrer Ausstrahlung, wandelt sie unter uns.«

Und die Ungestümen sagen: »Nein, Schönheit, sie ist machtvoll und furchterregend. Wie der Sturm durchrüttelt sie die Erde unter unseren Füßen und den Himmel über uns.«

Die Müden und die Erschöpften sagen: »Schönheit ist wie sanftes Flüstern. In unserem Geist erklingt zart ihre Stimme. Sie fügt sich unserem Schweigen wie ein schwaches Licht, das erzittert in Furcht vor dem Schatten.«

Doch die Rastlosen sagen:
»Wir haben ihren Ruf in den Bergen gehört. Und damit einher hörten wir Hufgalopp und Flügelschlagen und das Gebrüll von Löwen.«

Bei Nacht sagen die Wächter der Mauern:
»Mit der Morgenröte aus dem Osten wird sich auch die Schönheit erheben.«

Und zur Mittagszeit sagen die Arbeiter und Fahrensleute: »Wir haben gesehen, wie sie sich aus den Fenstern der Abendröte neigte.«

Im Winter sagen die Eingeschneiten:
»Mit dem Frühling wird sie kommen, über die Hügel tanzend.«

Und in der Sommerhitze sagen die Erntearbeiter:
»Wir haben sie mit dem Herbstlaub wirbeln sehen, Schneeflocken im Haar.«

All das habt ihr von der Schönheit gesagt, doch in Wahrheit spracht ihr nicht von ihr, sondern von unerfüllten Wünschen. Schönheit ist aber kein Begehren, sondern ein Entzücken. Sie ist weder ein durstiger Mund, noch eine hohle ausgestreckte Hand. Sondern ein entflammtes Herz und eine entzückte Seele. Sie ist weder das Bild, das ihr gerade sehen, noch das Lied, das ihr gerade hören möchtet, sondern ein Bild, das ihr mit geschlossenen Augen seht, und ein Lied, das ihr hört, obwohl eure Ohren taub sind. Sie ist weder der Saft in gefurchter Rinde, noch ein Flügel an einer Klaue, sondern ein Garten in ewiger Blüte und eine Engelschar in ewigem Flug.

Menschen von Orphalese, Schönheit ist Leben, wenn das Leben sein heiliges Gesicht vor euch zeigt. Aber ihr seid Leben, und ihr seid der Schleier. Schönheit ist Ewigkeit, die sich im Spiegel betrachtet. Aber ihr seid die Ewigkeit, und ihr seid der Spiegel.

aus: Khalil Gibran, Der Prophet

Wahre Schönheit und Gesundheit sind Ausdruck einer inneren Wahrheit. Sie entwickeln sich, wenn man mit dem Körper umgeht, wie es für ihn gedacht ist – liebevoll, maßvoll, weise, ohne ein einziges seiner Teile und Funktionen fortwährend zu ignorieren, zu unterdrücken oder zu missbrauchen. Wem das gelingt, dessen Gesicht wird noch am hundertsten Geburtstag von all jenen Menschen als wahrhaft schön empfunden, deren natürliches Gespür noch nicht betäubt ist. Solche Schönheit ist jedem Menschen möglich. Auf dem Weg dazu stehen wir Ihnen mit unserer Arbeit ein wenig zur Seite – mit den Mitteln, die uns zur Verfügung stehen: persönlicher Erfahrung im Umgang mit einigen wenigen Naturgesetzen, die nur manchmal in Vergessenheit geraten oder ignoriert werden. Sie werden (noch) an keiner Schule gelehrt. Eines greift ins andere, das eine ist ohne das andere nicht denkbar: Gesunde Ernährung, maßvolle Bewegung und gesunde Körperpflege ergänzen und vervollständigen einander – und führen zu wahrer Schönheit.

Ja, wir kennen Sie alle, die Sinnsprüche: »Schönheit liegt im Auge des Betrachters«, »Das Herz ist es, was zählt«, »Wahre Schönheit kommt von innen«, »Beauty is only skin deep«. Diese Worte sind Abbilder einer inneren Wahrheit. Sie sollen uns in vielen Situationen des Alltags an das Echte erinnern, an wirkliche, unzerstörbare Schönheit, der das Alter nichts anhaben kann. Und sie sollen uns helfen, das äußere Erscheinungsbild nicht zum Gegenstand eines Kultes zu machen – ob im Namen eines Influencer-Zerrbildes von Jugendlichkeit oder im Namen der gerade herrschenden Mode, die sich so schnell in Luft und viele Geldscheine auflösen wird, wie sie gekommen ist. Schönheit – was das ist, darüber ließe sich wunderbar philosophieren, und es ließen sich viele Bücher füllen, aber wir möchten Ihnen helfen, Ihre ganz persönliche Idee von Schönheit und Gepflegtsein zu verwirklichen. Und zwar so, dass Sie damit auf den ersten und auch auf den letzten Blick zufrieden sind – zu Hause und wenn Sie das Haus verlassen, um sich dem neuen Tag oder der jungen Nacht zu stellen. Sie sollen sich im wahrsten Sinne des Wortes wohl in Ihrer Haut fühlen!

Es gibt in jedem Alter so viele gute Gründe, sich liebevoll und ausgiebig dem eigenen Äußeren zu widmen: Zum Beispiel möchte man einen guten ersten Eindruck machen, denn oft ist dieser in vielerlei Hinsicht entscheidend für das Vorankommen. Oder man möchte, dass jenes Bild, das das »Spieglein an der Wand« uns zeigt, die eigenen kleineren und größeren Eitelkeiten befriedigt. Nicht zuletzt aber steht ein gepflegtes und frisches Äußeres in jedem Alter für eine klare Aussage: »Ich bin es mir wert! Ihr seid es mir wert! Das Leben ist es mir wert!« Wir haben Ihnen einige Werkzeuge in die Hand gegeben, um zu allen Zeiten das Beste aus Ihrem Äußeren machen zu können. Der Alltag schubst uns immer wieder aus dem Energiefeld heiterer Gelassenheit und so entstehen die Gesichtszüge, die unsere Geschichten erzählen. Körperschmerzen, Übergewicht, Unzufriedenheit und Stress hinterlassen Spuren am Körper, am deutlichsten aber im Gesicht. Den Wellenschlag der Mondrhythmen kennenzulernen, gibt Ihnen die Chance, die verlorene innere Harmonie wiederzugewinnen. Sie lernen, den richtigen Zeitpunkt zu nutzen, so wie ein erfahrener Segler den Wind zum Freund hat. Natürlich braucht es etwas Zeit, um das Wirken der Zeit zu erfahren. Ein Mensch, der sich zum ersten Mal auf ein Segelboot wagt, erlebt den Wind anders als Monate später, wenn die Wellen für ihn ihren Schrecken verloren haben. Gönnen Sie sich diese Zeit – auch Geduld genannt. Das Naturgesetz lautet: Was uns glücklich macht, macht auch unseren Körper glücklich. Der Körper freut sich über ein halb volles Glas, er jammert über ein halb leeres Glas. Unser Geheimnis der Schönheit also lautet: Umgeben Sie sich mit und begegnen Sie dem, was Sie glücklich macht. Wir alle haben das Recht dazu, dazu sind wir geboren.

Viele Menschen lassen sich bremsen von Gedanken wie: »Was werden die Nachbarn/die Eltern/ was wird der Verein dazu sagen?«. Wer kennt nicht den Satzanfang: »Ich würde ja gerne, aber ... «. Dieses »Ja, aber ... « ist es, das uns in seelischer Gefangenschaft hält. Denken Sie einmal über diese Aussage nach: »Stress bedeutet: Ja handeln und Nein denken. Oder

Nein handeln und Ja denken.« Wahre Schönheit beginnt, wenn Sie Ja denken und Ja handeln und Nein denken und Nein handeln. Stress bedeutet, dass sich Ihr Körper, Ihr getreues Schiff durch die Stürme und ruhigen Gewässer des Lebens, im Widerstand befindet und sich ungeliebt und unverstanden fühlt. Wir können im Leben nicht alles haben, aber wir können die Courage aufbringen, uns für Ja oder Nein zu entscheiden. Ja, um etwas auszuhalten, um Geduld aufzubringen, wenn etwas schwierig wird. Und dann wieder mit neuem Mut den geplanten Weg zu gehen. Graue Haare machen uns nicht alt. Nein, es ist unsere Ausstrahlung, die uns verändert und uns leuchtend oder alt wirken lässt. Jeder kennt den 25-jährigen Anwalt, der jetzt schon älter wirkt als seine eigenen Eltern und der sich in spießiger Peinlichkeit windet bei dem Gedanken, dass sie in Hippie-Kleidern ins Rock-Konzert gehen. Und jeder kennt die ältere Dame jenseits der 70, deren zeitlos jugendliche Einstellung und Neugier auf alle Dinge des Lebens zu einer Quelle des Lebensmuts für alle Menschen werden, denen sie begegnet.

Ein faltenfreies, makelloses Gesicht macht noch keine Ausstrahlung. Viele Menschen träumen von äußerer Perfektion. Wenn ein strahlendes Äußeres genug wäre, würden wir alle spüren, dass es so stimmt. Der Alltag, die Filmbranche, die Gestalter der Magazin-Titelbilder, die Influencer beweisen uns täglich, dass wir einer Selbsttäuschung aufgesessen sind, dass wir Trugbildern glauben wollen.

Das Geheimnis wahrer Schönheit liegt in der Selbstverantwortung. Anderen Menschen oder den Umständen die Schuld dafür zu geben, dass man selbst nicht glücklich sein kann, ist Gift.

Viele Tipps in diesem Buch werden Ihnen helfen, den Weg zu innerer Schönheit mit dem Weg zu äußerer Schönheit zu vereinen. Damit Sie sich immer wohl in Ihrer Haut fühlen, dafür haben wir dieses Büchlein geschrieben. Und alle anderen Bücher auch.

Sämtliche Angaben in diesem Werk erfolgen trotz sorgfältiger Bearbeitung ohne Gewähr. Es wird ausdrücklich darauf hingewiesen, dass die enthaltenen Informationen ***keine medizinische oder ärztliche Beratung*** darstellen und eine solche auch in keinster Weise ersetzen können. Bitte konsultieren Sie stets bei allen gesundheitlichen Fragen oder Beschwerden einen Arzt. Insbesondere die Notwendigkeit von Operationen/ Behandlungen muss ***von Ärzten abgeklärt*** werden. Autoren und Verlag bzw. Herausgeber übernehmen ***keine Haftung*** für Schäden oder Verluste, einschließlich entgangenen Gewinns und Folgeschäden, welche durch den Gebrauch oder das Vertrauen auf die in diesem Buch enthaltenen Angaben entstehen.

1. Auflage

Medieninhaber, Verleger und Herausgeber:
Red Bull Media House GmbH
Oberst-Lepperdinger-Straße 11–15
5071 Wals bei Salzburg, Österreich
info@at.redbullmediahouse.com

Gedruckt in Tschechien von Finidr
ISBN 978-3-7104-0385-9